Frühe Pränataldiagnostik und genetische Beratung

D1719037

Maria Reif

Frühe Pränataldiagnostik und genetische Beratung

Psychosoziale und ethische Gesichtspunkte

13 Tabellen

Ferdinand Enke Verlag Stuttgart 1990

Dipl.-Psych. Dr.rer.soc. Maria Reif
Abteilung Klinische Genetik
Universität Ulm
Frauenstraße 29, 7900 Ulm

CIP-Titelaufnahme der Deutschen Bibliothek

Reif, Maria:

Frühe Pränataldiagnostik und genetische Beratung :
psychosoziale und ethische Gesichtspunkte / Maria Reif. -
Stuttgart : Enke, 1990
  ISBN 3-432-98601-7

© 1990 Ferdinand Enke Verlag, P.O.Box 10 12 54, D-7000 Stuttgart 10
Printed in Germany
Druck: Copy-Center 2000, D-8520 Erlangen

Vorwort

Vor etwa 20 Jahren begann man sich in der Humangenetik der Tatsache bewußt zu werden, daß mit einer wachsenden Zahl diagnostischer Leistungen auch die Zahl der genetischen Beratungen zunimmt, die bis dahin nur sporadisch gefragt waren. Mit der gewachsenen Zahl von Untersuchungen war der Rahmen gelegentlicher wissenschaftlicher Hilfestellung für medizinische Probleme überschritten und die Humangenetik zu einem medizinischen Fachgebiet geworden. Die humangenetischen Institute waren für diese Aufgabe aber in keiner Weise ausgestattet, insbesondere nachdem mit der Einführung der pränatalen Chromosomenanalyse die Anforderungen quantitativ ganz gewaltig angewachsen waren. Die Ministerien als Träger der humangenetischen Institute mußten von der Notwendigkeit eines Ausbaus der Institute überzeugt werden. Dabei wurden in der Regel den Kosten im Bereich der Pränataldiagnostik "Einsparungen" gegenübergestellt, die sich daraus ergeben, daß Behinderte nicht geboren werden. Die genetische Beratung wurde an diese Überlegungen/Argumentationen angehängt. Die Parallele zur Eugenik, wobei die Minderung der Sozialkosten als Ziel an die Stelle einer Verbesserung des Genpools getreten war, wurde dabei nicht gesehen, verdrängt oder bewußt in Kauf genommen.

Diese Entwicklung vollzog sich weitgehend öffentlich sichtbar, da diese Überlegungen nicht nur in Begründungen für Ministerien eingingen, sondern auch breit gestreut publiziert wurden, bis hin zur wissenschaftlichen Literatur. Ganz im Gegensatz hierzu wurde Pränataldiagnostik und genetische Beratung innerhalb der Humangenetik von einzelnen (vielleicht sehr vielen) hinterfragt, die Kosten-Nutzenanalysen nicht akzeptieren konnten und für sich selbst nach anderen Begründungen und Rechtfertigungen ihrer Tätigkeit suchten. In Publikationen schlug sich dies zunächst nur gelegentlich nieder, was sich in den 80er Jahren langsam zu ändern begann, nicht zuletzt ausgelöst durch Kritik von außerhalb. So braucht sich eigentlich niemand zu wundern, daß der innerhalb der Humangenetik in der Zwischenzeit fast vollständig vollzogene Wandel der Zielvorstellungen außerhalb bislang kaum wahrgenommen wurde.

Wissenschaftliche Projekte, die diesen Wandel reflektieren sind naturgemäß rar. Der Wandel bleibt zumeist auf den individuellen Versuch beschränkt, mehr oder weniger klar ausformulierte Maximen und Zielvorstellungen in der genetischen Beratung und im Umfeld der Pränataldiagnostik in die Tat umzusetzen. Ob und wie weit dies gelingt, läßt sich mit dem in der Humangenetik verfügbaren Methodenspektrum allerdings nicht prüfen. Hier zeigt sich, daß in der genetischen Beratung lange nur die Genetik professionell betrieben wurde, während die "Beratung" in einer Übermittlung von Risikozahlen und daraus abgeleiteten Handlungsanweisungen bestand. Auch dies ändert sich jetzt zunehmend, insofern als einzelne in der genetischen Beratung Tätige eine zusätzliche Ausbildung für die Beratung im Sinne von Gesprächsführung, Psychologie oder Psychotherapie suchen. Zur Bewertung dessen, was sich in der genetischen Beratung abspielt, wird aber immer noch die Hilfe von außen, also von Psychologen benötigt.

Wir sind deshalb dem Verein zur Förderung der humangenetischen Beratung (Aktion Sorgenkind) sehr zu Dank verpflichtet dafür, daß er eine solche Studie zur genetischen Beratung vor Chorionzottenbiopsie ermöglicht hat, deren Ergebnisse hier vorgelegt werden. Die Autorin, die sich bereits seit Jahren in enger Zusammenarbeit mit unserer Beratungsstelle mit den Interaktionsprozessen in der genetischen Beratung befaßt und mit den Aufgaben und Zielen genetischer Beratung auseinandersetzt, greift hier speziell die Situation der Beratung vor Pränataldiagnostik, vor Chorionzottenbiopsie, auf, der nicht zuletzt unter gesellschaftspolitischen und ethischen Gesichtspunkten besondere Bedeutung zukommt. Es ist ihr mit dieser Studie und dem ihr eigenen Untersuchungansatz gelungen, die Situationen und Einstellungen von Schwangeren/Paaren vor pränataler Chromosomenanalyse aus Chorionzotten zu erfassen sowie die individuelle Vielfalt der Probleme, wie sie für die genetische Beratung insgesamt typisch ist, dem Leser zugänglich zu machen. Das Buch darf deshalb eine Bedeutung beanspruchen, die weit über den engen Bereich der Pränataldiagnostik hinausreicht. Es zeigt exemplarisch, worauf sich nicht nur der genetische Berater, sondern fast jeder Arzt einlassen muß, wenn er den Patienten als mündig und als selbstbestimmtes Individuum akzeptiert. Gegenüber diesen Gesichtspunkten tritt die Tatsache zurück, daß das Buch eine der wenigen wissenschaftlichen Untersuchungen repräsentiert, die aus dem gewandelten Selbstverständnis der Humangenetik erwachsen sind. Dem Buch darf ich eine entsprechend große Verbreitung wünschen.

Ulm, im November 1989   Walther Vogel

Inhaltsverzeichnis

1 Einführung

Mit den zunehmenden Möglichkeiten der Pränataldiagnostik und wachsenden Laborkapazitäten stehen immer mehr Eltern vor der Frage, ob sie die zur Verfügung stehenden Untersuchungsmöglichkeiten nutzen wollen oder nicht. Neben den Eltern, für die ein spezifisch erhöhtes Risiko aufgrund einer bereits in der Familie aufgetretenen schweren Erkrankung oder Behinderung besteht, werden inzwischen Schwangere ab einem Alter von 35 Jahren darüber informiert, daß bei ihrem erwarteten Kind das Risiko für eine schwere Chromosomenstörung wie das Down-Syndrom erhöht ist, und daß dies mit einer Fruchtwasseruntersuchung (Amniozentese) oder einer Chorionzottenbiopsie untersucht werden kann. Der Nutzen dieser Untersuchungen ist nicht unumstritten, wie im folgenden deutlich werden wird. Mögliche Folgen werden zwar vordringlich, doch nicht nur für die einzelne Familie, sondern auch für die Gesellschaft gesehen. Wir nähern uns der Problematik von seiten der Humangenetik, die mit ihren Analysemethoden wesentlich die Möglichkeiten der Pränataldiagnostik bestimmt, und im besonderen von seiten der genetischen Beratung.

Der vorliegende Band ist Ergebnis eines Projektes, das im Dezember 1987 in der Genetischen Beratungsstelle (Abteilung Klinische Genetik) der Universität Ulm begonnen und durch den Verein zur Förderung der humangenetischen Beratung finanziell unterstützt wurde. Es basiert auf einer langjährigen Zusammenarbeit mit den Beraterinnen und Beratern im Rahmen einer vorausgegangenen Studie über den Prozeß und die Auswirkungen der genetischen Beratung (vgl. Reif u. Baitsch 1986). Damals war bei den Beraterinnen und Beratern der Wunsch nach einer Gesprächsgruppe aufgekommen, in der eigene Schwierigkeiten mit spezifischen Beratungen sowie auch grundsätzliche Fragen des eigenen Selbst- und Rollenverständnisses bearbeitet werden können. Bei diesen Gesprächen rückte zunehmend die Beratung vor Pränataldiagnostik, insbesondere der Chorionzottenbiopsie mit ihren Besonderheiten in den Blickpunkt. Es entstand schließlich der Wunsch, sich im Rahmen eines Forschungsprojektes näher mit solchen Beratungen auseinanderzusetzen.

Die Beratung vor Pränataldiagnostik macht nur einen Teil der Aufgaben genetischer Beratung aus. So ist einer der wesentlichen Anlässe für eine genetische Beratung, nähere Informationen über eine Erkrankung oder Behinderung in der Familie zu erfahren, von der man weiß oder befürchtet, daß sie vererbt ist, und daß sie evtl. bei den eigenen Kindern wieder auftreten kann. Besteht ein Wiederholungsrisiko, ergibt sich dann allerdings zumeist auch die Frage, wie eine solche Wiederholung verhindert werden kann. Handelt es sich um eine Erkrankung, die pränatal erkannt werden kann, werden auch die Möglichkeiten, Risiken und Konsequenzen der Pränataldiagnostik Thema der Beratung. Häufig kommen solche Eltern zur Beratung, bevor die Schwangerschaft eingetreten ist. Zumeist sind sie mit der Erkrankung oder Behinderung, die pränatal erkannt werden soll, vertraut. Die in der genetischen Beratung vermittelten Informationen können für diese Eltern eine Hilfestellung in ihrer Entscheidung für oder gegen (weitere) Kinder sowie für oder gegen Pränataldiagnostik darstellen.

Bei der Beratung vor Chorionzottenbiopsie ist die Schwangerschaft in der Regel bereits eingetreten, und es kommen überwiegend Eltern zur Beratung, die aufgrund ihres Alters die Pränataldiagnostik wünschen. Sie haben kaum Erfahrung mit den Erkrankungen und Behinderungen, die dabei erkannt werden können. Im Gegensatz zu einer Beratung vor einer Schwangerschaft besteht dann, wenn eine Schwangerschaft bereits eingetreten ist, das Problem, daß den Eltern nur sehr wenig Zeit verbleibt zwischen der Beratung und der Entscheidung, ob sie pränataldiagnostische Untersuchungen nutzen wollen oder nicht. Dies gilt insbesondere für die Chorionzottenbiopsie, die bereits zwischen der 9. und 11. Schwangerschaftswoche durchgeführt werden kann (die Amniozentese erfolgt in der Regel in der 16.-18. Schwangerschaftswoche).

Ausreichend Zeit für eine solche Entscheidung auf der Basis ausführlicher Information ist aufgrund der mit den Untersuchungsmethoden verbundenen Risiken und den möglichen Konsequenzen erforderlich. Die eigene Lebensplanung, Bedürfnisse, Hoffnungen und Wertorientierungen sind mit dieser Entscheidung verbunden. Obwohl die meisten Eltern die Pränataldiagnostik durchführen lassen, um ihre Vorstellungen vom gesunden Kind als Realität bestätigt zu sehen oder ihre Befürchtungen, es könne nicht gesund sein, ausräumen zu lassen, beinhaltet eine Entscheidung für diese Untersuchungen implizit, daß der Fortbestand der Schwangerschaft in Frage gestellt wird. Die besondere Problematik dieser Untersuchungsmethoden liegt nämlich darin, daß nur in sehr wenigen Fällen bei der Entdeckung einer schweren Beeinträchtigung des erwarteten Kindes, diese Beeinträchtigung beseitigt und das Kind geheilt werden kann. Die überwiegende Zahl der Eltern steht deshalb nach einem pathologischen Befund vor der Frage, ob sie die Schwangerschaft unter den gegebenen Bedingungen fortsetzen oder abbrechen lassen.

Sollte es nach einem pathologischen Befund zu der Entscheidung für einen Schwangerschaftsabbruch kommen, ist er unter medizinischen und - so wird vielfach angenommen - unter psychischen Gesichtspunkten im 1. Schwangerschaftsdrittel mit weniger Komplikationen verbunden als ein Schwangerschaftsabbruch im 2. Schwangerschaftsdrittel. Vielen Eltern erscheint es eher vorstellbar, eine Schwangerschaft zu einem sehr frühen Zeitpunkt abzubrechen als zu einem so späten, wie er mit einer Amniozentese verbunden ist. Hieraus ergibt sich zugleich eine neue Problematik. Je leichter ein Schwangerschaftsabbruch durchgeführt werden kann, je eher ein Schwangerschaftsabbruch vorstellbar ist, je weniger konflikthaft er erlebt wird, umso größer ist die Gefahr, daß ein solches Vorgehen zur Routine wird.

Von verschiedener Seite wird befürchtet, daß die Möglichkeit zum Schwangerschaftsabbruch nach Pränataldiagnostik die Einstellung gegenüber Behinderten bzw. Eltern von Behinderten längerfristig negativ beeinflußt. Es stellt sich die Frage, ob die Erleichterung eines Schwangerschaftsabbruchs dazu führt, daß eine möglicherweise bereits jetzt von Eltern verspürte Erwartung an sie verstärkt wird, das Angebot der Pränataldiagnostik zu nutzen und gegebenenfalls einen Schwangerschaftsabbruch durchführen zu lassen. Weiter stellt sich die Frage, ob die Erleichterung des Schwangerschaftsabbruchs dazu führen kann, auch bei weniger schwerwiegenden Behinderungen einen Schwangerschaftsabbruch zu erwarten. Wird dadurch der Wunsch nach dem "perfekten Kind" gefördert, und die ethische und auch die psychologische Problematik eines Schwangerschaftsabbruchs unterschätzt? Welche Rolle ergibt sich in diesem Zusammenhang für die genetische Beratung vor Pränataldiagnostik?

In Anbetracht dieser vielen offenen Fragen und deren Bedeutung entschlossen wir uns, diese Thematik anzugehen. Am Beispiel der genetischen Beratungsstelle in Ulm wollten wir aufzeigen, wie eine Beratung vor Chorionzottenbiopsie abläuft und auf welche Weise nach Vorliegen eines pathologischen Befundes. Wir suchten nach Hinweisen auf die Erwartungen und Vorstellungen der Eltern über die Pränataldiagnostik und zur Beratung sowie darüber, wie sie die Chorionzottenbiopsie und die Beratung erlebten. Wir suchten weiterhin nach Anhaltspunkten zu einem möglichen Einfluß der Beratung auf die Sichtweisen und die Entscheidung der Eltern sowie danach, welche Rolle der Aspekt "Verhinderung von Behinderung" auf seiten der Eltern und der Berater spielt.

Wir wählten einen die Praxis begleitenden, qualitativen Forschungszugang. Eine kleinere Zahl von Fällen wurde näher betrachtet und hierfür auch katamnestische Daten erhoben. Inhaltliche Gesichtspunkte rücken dabei in den Vordergrund. Für eine größere Zahl von Beratungen stehen uns für einige der Variablen Vergleichsdaten zur Verfügung. Darüberhinaus wurden, um zusätzliche Erfahrungen mit Beratungen nach auffälligem Befund zu sammeln, Protokolle zu mehreren solcher Beratungen nach Amniozentese angelegt, für die z.T. ebenfalls katamnestische Daten vorliegen.

Unseren empirischen Daten stellen wir einen Überblick über die augenblickliche Situation im Zusammenhang mit der Chorionzottenbiopsie und der genetischen Beratung voran: Wir stellen kurz vor, um was es sich bei der Chorionzottenbiopsie handelt, an wen sich das Angebot dieser früh einsetzbaren Pränataldiagnostik wendet und welche möglichen Risiken und Konsequenzen mit ihr verbunden sind. Wir beschreiben bisherige Befunde zu psychosozialen Gesichtspunkten, die sich im Zusammenhang mit dem Angebot und der Anwendung der Chorionzottenbiopsie ergeben und befassen uns sehr ausführlich mit der Kritik an genetischer Beratung und Pränataldiagnostik in unserer Gesellschaft.

Unsere Erfahrungen möchten wir mit anderen teilen: genetischen Beratern, mit Pränataldiagnostik befaßten Ärzten, den überweisenden Ärzten, Psychologen/Psychotherapeuten, interessierten Eltern und nicht zuletzt den Gruppen, die Aufgaben und Ziele der genetischen Beratung und der Pränataldiagnostik in unserer Gesellschaft engagiert diskutieren.

An dieser Stelle möchte ich allen Eltern danken, die uns an ihren Erfahrungen teilhaben ließen, die durch ihre konstruktive Mitarbeit diesen Bericht überhaupt erst ermöglichten, und die uns in unserem Vorhaben, unserem Ziel der Arbeit explizit bestärkten. Mein Dank richtet sich auch an die genetischen Beraterinnen und Berater, die mich zu dieser Arbeit anregten, und sie engagiert, kooperativ und auch kritisch-konstruktiv mittragen, vor allem an Dorothee Speit und Michael Wolf sowie den Leiter der Abteilung Klinische Genetik, Walther Vogel. Nicht zuletzt ist der Verein zur Förderung der humangenetischen Beratung zu nennen, der unser Projekt finanziell wesentlich unterstützte.

2 Pränatale Diagnostik mit Hilfe der Chorionzottenbiopsie

2.1 Das Verfahren der Chorionzottenbiopsie

Die Chorionzottenbiopsie wurde in der Bundesrepublik erst vor wenigen Jahren eingeführt. Seit 1984 läuft bundesweit ein vom Bundesministerium für Forschung und Technologie unterstütztes Programm zur Erprobung dieser Methode. Sie kann im Gegensatz zur Amniozentese bereits in der 9.-11. Schwangerschaftswoche durchgeführt werden. Zu diesem frühen Zeitpunkt ist für eine Amniozentese noch nicht genügend Fruchtwasser vorhanden, aus dem die zu untersuchenden Zellen des Kindes gewonnen werden. Bei der Chorionzottenbiopsie besteht das zu analysierende Gewebe aus den Chorionzotten. Hierbei handelt es sich um den kindlichen Anteil an dem Gewebe, aus dem sich später die Plazenta entwickelt.

Während die Entnahme des kindlichen Gewebes unter Ultraschallsicht von Gynäkologen durchgeführt wird, erfolgt die Analyse des Gewebes durch Humangenetiker. Daß bei der Amniozentese zwischen der 16. und 18. Schwangerschaftswoche mit einer Kanüle durch die Bauchdecke Fruchtwasser entnommen wird, ist inzwischen schon weitgehend bekannt. Bei der Chorionzottenbiopsie werden durch die Scheide und den Muttermund (transzervikal) oder auch durch Punktion durch die Bauchdecke (transabdominal) etwa 5-50 mg Chorionzotten entnommen. Direkt nach der Entnahme wird geprüft, ob es sich bei dem entnommenen Gewebe um kindliches handelt (es läßt sich unter dem Mikroskop vom mütterlichen Gewebe unterscheiden), und ob es mengenmäßig für eine Auswertung ausreicht. Die Menge des gewonnenen Gewebes ist vor allem dann von Bedeutung, wenn neben einer Chromosomenanalyse weitere Untersuchungsschritte geplant sind wie z.B. eine Enzymbestimmung oder eine Analyse auf molekulargenetischer Ebene (DNA-Diagnostik). Gegebenenfalls findet ein weiterer Entnahmeversuch statt.

Jede Entnahme bzw. jeder Entnahmeversuch ist mit einem Risiko für eine Fehlgeburt verbunden. Dies kann zur Entscheidung führen, nicht mehr als zwei solcher Versuche zu unternehmen. In wenigen Fällen gelingt es nicht, genügend Gewebe für die Auswertung zu gewinnen. Es besteht dann noch die Möglichkeit, bis zur 16. Schwangerschaftswoche auf die Amniozentese zu warten, und diese durchzuführen. Holzgreve und Miny (1988) berichten, daß bei weniger als 3% von etwa 1000 Fällen keine ausreichende Gewebemenge gewonnen werden konnte, wobei 3/4 dieser Fälle in der ersten Hälfte des Untersuchungszeitraums auftraten. Ein Einfluß der Erfahrung zeigte sich auch in anderen Studien (Brusis 1987; Crane et al. 1988).

Über die Höhe des Fehlgeburtenrisikos liegen noch keine ausreichend zuverlässigen Daten vor; bislang wird davon ausgegangen, daß es etwas höher liegt als bei der Amniozentese, etwa 1-2% über dem ohnehin zu diesem Zeitpunkt gegebenen Risiko für einen Spontanabort. Die Angaben über die Höhe dieses Risikos variieren, und sie werden von verschiedenen Faktoren beeinflußt, nicht zuletzt vom Alter der Schwangeren. Holzgreve und Miny (1987) geben für die Altersgruppe von 35-39 Jahren der Schwangeren eine Spontanabortrate von 4-5% an. Zur Zeit mehren sich die Hinweise, daß sich unter Berücksichtigung des gesamten Schwangerschaftsverlaufs, d.h. bei Berücksichtigung auch später Fehl-und Frühgeburten, keine wesentlichen Unterschiede zwischen der Chorionzottenbiopsie und der Amniozentese hinsichtlich des Risikos ergeben, das erwartete Kind zu verlieren.

Bei der Analyse des entnommenen kindlichen Gewebes ergibt sich gegenüber der Amniozentese der Vorteil, daß der Befund schneller vorliegt, da hier neben einer Langzeit-Zellkultur auch eine Direktpräparation und eine Kurzinkubation (über Nacht), die am häufigsten durchgeführt wird, möglich ist. Dadurch verkürzt sich die Wartezeit auf den Befund für die Schwangere erheblich. Während sie bei der Amniozentese etwa 3 Wochen dauert, erfolgt die Befundmitteilung nach Chorionzottenbiopsie (bei Kurzinkubation) innerhalb 1 Woche.

In seltenen Fällen kommt es vor, daß die Auswertung nicht gelingt. Wie in den Fällen, in denen die Entnahme erfolglos war, steht der Schwangeren als weitere Diagnosemöglichkeit die Amniozentese zur Verfügung, die allerdings dann erst ab der 16. Schwangerschaftswoche durchgeführt werden kann. In einzelnen Zentren wird sie auch schon in der 15. Schwangerschaftswoche angewandt. Von Versuchen, sie noch früher durchzuführen, wird berichtet (mündliche Mitteilung).

Auch kann es zu Befunden kommen, die nicht ohne weitere Untersuchungsschritte interpretiert werden können. Dies gilt insbesondere für Mosaike,
d.h., daß ein Teil der untersuchten Zellen chromosomal unauffällig ist, der
andere dagegen eine Veränderung aufweist. In einem solchen Fall ist es
möglich, daß sich die Veränderung lediglich im Choriongewebe findet, nicht
jedoch beim Kind selbst. Dies ist darauf zurückzuführen, daß sich das bei
Kurzinkubation untersuchte Choriongewebe schon ab einem sehr frühen
Stadium der Entwicklung getrennt vom Fetus weiterentwickelt. Eine Klärung, ob nur das Choriongewebe oder auch das erwartete Kind diese Veränderung trägt, ist dann durch die Amniozentese möglich, da die aus dem
Fruchtwasser gewonnen Zellen direkt vom Kind stammen. Bei eindeutig unauffälligen oder pathologischen Befunden steht die Aussagekraft der Chorionzottenbiopsie derjenigen der Amniozentese nur wenig nach. Doch wird
zur Zeit davon ausgegangen, daß sie bei Kurzzeitkultur etwas niedriger liegt
als bei Langzeitkultur und daß sie auch dann nicht ganz die Aussagekraft der
Amniozentese erreicht.

2.2   Psychosoziale Gesichtspunkte früher Pränataldiagnostik

2.2.1   Wen betrifft die Pränataldiagnostik?

Zunehmend stehen Schwangere und ihr Partner mit einem spezifisch erhöhten Risiko für eine schwere Beeinträchtigung des erwarteten Kindes, die
pränatal diagnostizierbar ist, vor der Frage, ob sie das Angebot einer Amniozentese oder einer Chorionzottenbiopsie nutzen wollen oder nicht. Der die
Schwangere betreuende Arzt sieht sich nicht zuletzt aufgrund verschiedener
Gerichtsurteile verpflichtet, diese im gegebenen Fall auf die Möglichkeiten
der Pränataldiagnostik aufmerksam zu machen (vgl u.a. Wuermeling 1984).

Eltern, die bereits ein behindertes Kind haben, sprechen den das Kind betreuenden Arzt oder ihren Frauenarzt häufig von sich aus darauf an. Frauen,
die aufgrund ihres Alters ein erhöhtes Risiko für ihr Kind fürchten, wissen
häufig schon aus dem Bekanntenkreis oder aus den Medien um die Möglichkeit zur Amniozentese (die Chorionzottenbiopsie ist demgegenüber noch
weniger bekannt; vgl. 5.3.1 und 5.8). Doch auch heute noch werden viele

Schwangere erst durch ihren Frauenarzt auf die Pränataldiagnostik aufmerksam gemacht.

Neben Eltern mit einem spezifisch erhöhten familiären Risiko für eine pränatal erkennbare schwere Beeinträchtigung, denen die Pränatadiagnostik unabhängig vom Alter der Schwangeren angeboten wird, steht die Pränataldiagnostik mit den gewachsenen Laborkapazitäten inzwischen Frauen ab einem Alter von 35 Jahren zur Verfügung. Das Risiko, ein Kind mit einer Chromosomenstörung wie z.b. dem Down-Syndrom, zu bekommen, hat sich in diesem Alter gegenüber dem bei einer 20jährigen Schwangeren von etwa 0,2% auf 0,6% erhöht. Im Alter von 38 Jahren (bis vor wenigen Jahren wurde die Amniozentese erst ab diesem Alter angeboten) liegt es bei etwa 1%, im Alter von 41 Jahren bei etwa 2%, im Alter von 45 Jahren nähert es sich 6% (Hook 1981). Diese Risikoangaben beziehen sich auf die Geburt eines Kindes mit einer Chromosomenstörung; zum Zeitpunkt der Durchführung der Chorionzottenbiopsie oder auch noch zum Zeitpunkt der Durchführung der Amniozentese liegen diese Zahlen höher, da die Chromosomenstörungen auch nach der 12. bzw. 16. Schwangerschaftswoche noch zu einer Fehlgeburt führen können.

Hinsichtlich des Einflusses des väterlichen Alters auf das Auftreten einer Chromosomenstörung gehen Befunde und Meinungen auseinander, wobei er neuerdings eher zurückhaltend beurteilt oder ganz zurückgewiesen wird (vgl. Flatz u. Miller 1985; Vogel 1986) Unabhängig vom Alter der Mutter wird dem Alter des Vaters zumindest sehr viel geringere Bedeutung zugemessen und auch erst ab höherem Alter. Da die Diskussion noch nicht abgeschlossen ist, wird bei entsprechendem Wunsch der Eltern auch das Alter des Vaters (ab 40Jahren) als Indikation zumeist akzeptiert.

In der Gruppe der Eltern mit einem spezifischen familiären Risiko variiert dieses Risiko von etwa 1% (z.B. bei Eltern mit einem Kind mit Down-Syndrom für eine weiteres Kind mit Down-Syndrom, falls es sich um die häufigere "freie Trisomie 21" handelt, d.h. bei den Eltern keine balancierte Translokation vorliegt) und 25% z.B.bei Eltern mit einem Kind mit einer Stoffwechselstörung.

In den Jahren von 1982-1985 nahm der Anteil derjenigen Schwangeren, die sich (bei vorliegender Indikation) für die Pränataldiagnostik entscheiden, von

29% auf 40% zu (Schroeder-Kurth 1989). Zur Zeit wird der Anteil der Schwangeren, die die Pränataldiagnostik nutzen, auf etwa 50% geschätzt, in der Studie über die Situation in Berlin (Ahrens et al. 1989) liegt der Anteil bei 60%.

Der Anteil von Eltern, die sich aufgrund eines familär bedingten Risikos für die Pränataldiagnostik entscheiden, ist im Vergleich zu den Eltern, bei denen die Indikation im erhöhten Alter der Schwangeren liegt, relativ klein. Er nimmt mit zunehmendem Bekanntheitsgrad dieser Untersuchungsmethoden ab. In der Übersichtsstudie von Schroeder-Kurth (1989) wird für das Jahr 1984 dieser Anteil mit 10% angegeben, für das Jahr 1986 mit 0,35%. Hinsichtlich dieser 2. Zahl vermutet Schroeder-Kurth allerdings, daß sie durch ein Mißverständnis bei der Beantwortung der entsprechenden Frage durch die beteiligten Labore zustande gekommen ist. Aufgrund ihrer Erfahrungen in Heidelberg, schätzt sie, daß dieser Anteil bei einigen Prozent liegt.

Bedeutung gewinnt zunehmend eine dritte Indikationsgruppe, benannt als "vorwiegend psychisch (Angst)". Ihr Zustandekommen wird folgendermaßen erklärt: "Der zunehmende Druck jüngerer Frauen auf die Option Pränataldiagnostik mit dem Hinweis auf ihre Autonomie, die Bereitstellung von Untersuchungsmöglichkeiten, die Einrichtung von privaten Laboren, welche Einsendungen entgegennehmen, sowie eine erhebliche Bedrohung der Frauenärzte durch die Rechtsprechung tragen zu diesem Trend bei" (Schroeder-Kurth 1989, S. 29).

Bei der Chorionzottenbiopsie liegt der Anteil der Eltern mit erhöhtem Alter der Schwangeren in Ulm (noch) bei 77-80% (vgl. Abschn. 5.3). Psychische Gründe als Anlaß für eine Chorionzottenbiopsie machen weniger als 1% aus. Die geringere Laborkapazität, die geringere Erfahrung, der geringere Bekanntheitsgrad und die Tatsache, daß die Chorionzottenbiopsie noch im Rahmen eines Modellversuchs angeboten wird, spielen hierbei sicher eine Rolle.

Schließlich gibt es noch zwei weitere Indikationsgruppen, deren Anteil -zumindest bislang- sehr niedrig liegt: gynäkologische Auffälligkeiten und ein erniedrigter AFP-Wert (Alpha-Fetoprotein) im mütterlichen Serum. Beide Indikationsgruppen werden voraussichtlich anteilsmäßig in Zukunft zunehmen. Mit der Weiterentwicklung der Ultraschalldiagnostik und der zunehmenden Erfahrung der Frauenärzte werden Auffälligkeiten erkannt, die Anlaß für eine Pränataldiagnostik sein können. 1986 lag der Anteil bei knapp 2% (Schroeder-Kurth 1989). Die Alpha-Fetoproteinbestimmung aus dem mütterlichen Serum wird zunehmend als Suchtest eingesetzt, um in der Gruppe der jüngeren Frauen solche mit einem erhöhten Risiko für ein Down-Syndrom aufzufinden. 1986 machte der Anteil dieser Gruppe knapp 1% derjenigen aus, die Pränataldiagnostik nutzten. Bei diesen beiden Indikationsgruppen muß davon ausgegangen (kann zumindest nicht ausgeschlossen) werden, daß die Entscheidung für weiterführende Pränataldiagnostik ohne vorherige differenzierte Aufklärung über die möglichen Risiken und Konsequenzen erfolgt. Statt dessen wird sich die Entscheidung zumeist im Sinne einer Eigendynamik aus dem Befund der Ultraschalldiagnostik oder der AFP-Bestimmung ergeben. Inwieweit die Schwangere vor einer differenzierten Ultraschalldiagnostik oder einer AFP-Bestimmung über mögliche Konsequenzen eines auffälligen Befunds aufgeklärt und befragt wird, ob sie dies in Anbetracht dieser möglichen Konsequenzen wünscht, muß offen bleiben. Zumindest Einzelfälle, in denen dieses Aufklärung offensichtlich nicht erfolgte, sind uns bekannt.

Insgesamt ist der Anteil derjenigen, die sich für die Pränataldiagnostik entscheiden, ohne konkrete Erfahrung aus der eigenen Familie mit den pränatal erkennbaren Erkrankungen bzw. Behinderungen zu haben, hoch. Er wird auch bei der Chorionzottenbiopsie voraussichtlich noch zunehmen. Die unterschiedliche Erfahrung mit Behinderung bekommt vor allem unter folgendem Gesichtspunkt besondere Bedeutung: Bei der Entscheidung der Eltern für oder gegen Pränataldiagnostik bzw. für die Amniozentese oder die Chorionzottenbiopsie geht es nicht nur um ein Abwägen des Fehlgeburtenrisikos gegenüber dem Risiko, ein behindertes Kind zu bekommen. Die besondere Problematik liegt darin, daß nur in sehr wenigen Fällen bei der Entdeckung einer schweren Beeinträchtigung des erwarteten Kindes, diese Beeinträchtigung beseitigt und das Kind geheilt werden kann. In der Regel stehen die Eltern dann vor der Frage, ob sie die Schwangerschaft unter den gegebenen Bedingungen fortsetzen oder abbrechen lassen.

**2.2.2   Der Zeitpunkt der Pränataldiagnostik im Verlauf der
Schwangerschaft**

Mit der Chorionzottenbiopsie wurde eine Alternative zur Amniozentese
entwickelt, deren entscheidender Vorteil darin gesehen wird, daß das Ergebnis der Untersuchung sehr viel früher im Verlauf der Schwangerschaft vorliegt und ein Schwangerschaftsabbruch gegebenenfalls noch im 1. Schwangerschaftsdrittel erfolgen kann. Es wird dabei davon ausgegangen, daß der
frühe Zeitpunkt für die Schwangere eine wesentliche Entlastung bedeutet,
und vieles spricht dafür (vgl. Blumberg 1984, Endres 1987a,b): Durch das
Warten auf das Ergebnis (bei der Amniozentese etwa bis zur 20. Schwangerschaftswoche, zuweilen dauert es noch länger) kann die Beziehungsaufnahme
zum Kind gestört bzw. verzögert sein. Es kann der Wunsch bestehen, die
Bindung an das Kind hinauszuschieben bis das Ergebnis der Untersuchung
vorliegt. Dem steht entgegen, daß die Eltern ihr Kind auf dem Ultraschallgerät sehen (können), und die Schwangere erste Kindsbewegungen spürt (spü-
ren kann). Dieses Erleben der Existenz des Kindes erschwert die Vorstellung, daß es zu einem Schwangerschaftsabbruch kommen könnte. Auch das
Hören der Herztöne des Kindes ab der 11. Woche erschwert die Wochen
bzw. Monate des Wartens. Diese Wartezeit ist bei der Chorionzottenbiopsie
gegenüber der Amniozentese beträchtlich verkürzt.

Bei den ersten Wochen der Schwangerschaft handelt es sich um eine Phase
der Verunsicherung (Gloger-Tippelt 1988a) bzw. eine krisenhafte Situation
(Endres 1987a), die nicht nur mit körperlichen Veränderungen verbunden
ist. Auch das eigene Selbstverständnis, die Partnerbeziehung sowie die Be-
ziehungen zum weiteren sozialen Umfeld werden berührt und eine Anpassung an die veränderte Situation wird gefordert. Diese ersten Wochen der
Schwangerschaft sind selbst dann, wenn es sich um eine geplante Schwangerschaft handelt, nicht nur von Freude über das erwartete Kind geprägt. Auch
dann können bei den Eltern Zweifel über die Entscheidung und Ängste auftreten. Unsere eigenen katamnestischen Daten (vgl. Abschn. 5.7.4) deuten
daraufhin, daß die Chorionzottenbiopsie und deren Befund zwar einen Einfluß auf die Beziehung zum Kind haben kann, daß offensichtlich jedoch auch
und vor allem die Zeit, die inzwischen verstrichen ist, die Beziehungsaufnahme bewirkt. Gloger-Tippelt (1988b) vertritt die These, daß durch die Ultraschalluntersuchung, die Chorionzottenbiopsie und die Amniozentese

beide Eltern die gleichen Informationen erhalten und daß durch diese Informationen bereits in der Frühschwangerschaft die Konkretisierung des Konzepts vom eigenen Kind angeregt wird. Vor allem durch die Ultraschalluntersuchung, die vor und während einer Chorionzottenbiopsie oder Amniozentese besonders ausführlich erfolgt und die für die Eltern auf den Monitoren sehr gut nachvollziehbar ist, bekommt die Vorstellung vom eigenen, sich entwickelnden Kind eine recht konkrete visuelle Grundlage. "Da war ganz viel Leben" nannte dies eine Mutter während sie von ihren Schwierigkeiten berichtete, den aufgrund eines pathologischen Befundes erfolgten Schwangerschaftsabbruch zu verarbeiten (vgl. Abschn. 5.8). Die Beratung und die Entscheidung für oder gegen die Chorionzottenbiopsie erfolgen in der Regel jedoch noch in der Phase der Verunsicherung, in der die Anpassung an die veränderte Situation und die Beziehungsaufnahme zum Kind noch kaum begonnen wurde.

Kommt es zu einem pathologischen Befund und zur Entscheidung für einen Schwangerschaftsabbruch vor dem Ablauf der 14. Schwangerschaftswoche, kann der Abbruch in Form einer Ausschabung durchgeführt werden. Daß diese Form des Schwangerschaftsabbruchs unter Narkose erfolgt, ist für die Schwangeren nicht nur unter dem Gesichtspunkt des Schmerzerlebens wichtig; es scheint ihnen vor allem darum zu gehen, diesen Prozeß nicht bewußt miterleben zu müssen. Nach einer Amniozentese, im 2. Schwangerschaftsdrittel, ist dies nicht mehr möglich. Der Abbruch der Schwangerschaft erfolgt dann durch die Einleitung einer Fehlgeburt. D.h., die Schwangere, die vielleicht bereits Bewegungen ihres Kindes spürt, erlebt eine Geburt, bei der das Kind keine Überlebenschance hat. Dem frühen Zeitpunkt der Chorionzottenbiopsie wird vor allem im Hinblick auf einen möglichen Schwangerschaftsabbruch, der dann früh erfolgen kann und mit geringeren Komplikationen verbunden ist als ein Abbruch nach der 12. Schwangerschaftswoche, besondere Bededeutung zugemessen (u.a. Crawfurd 1983, Klapp 1984).

Neben der Reduzierung der emotionalen und der körperlichen Belastung der Eltern wird für einen Schwangerschaftsabbruch im 1. Drittel der Schwangerschaft weiterhin angeführt, daß er zu diesem frühen Zeitpunkt den meisten Eltern auch moralisch eher akzeptabel erscheint als im 2. Drittel der Schwangerschaft (Modell 1985).

2.2.3 Zu den Auswirkungen eines Schwangerschaftsabbruchs nach Pränataldiagnostik

Über die psychosozialen Auswirkungen eines Schwangerschaftsabbruchs aufgrund eines pathologischen Befunds der Pränataldiagnose wissen wir noch sehr wenig. Daß ein Schwangerschaftsabbruch auch dann für die Familie, insbesondere für die Frau, erhebliche Probleme mit sich bringen kann, wenn sich die Eltern bewußt und aus voller Verantwortung dazu entschieden haben, berichtet Vogel (1989). Dabei stützt er sich auf zwei von v. Gontard (1986) dargestellte Beispiele. Weitere Beispiele finden wir bei Langer et al. (1987) und Ringler u. Langer (1988). Diese Autoren zeigen anhand von Einzelfällen mögliche Verläufe des Verarbeitungsprozesses auf und schlagen Richtlinien für eine patientenorientierte, interdisziplinäre, begleitende Betreuung vor. Als wesentliche Voraussetzung betrachten sie, daß den Eltern ausreichend Zeit für ihre Entscheidung zur Verfügung steht. Entgegen dem Befund von Donnai et al. (1981), daß die meisten Schwangeren die Beendigung der Schwangerschaft so früh wie möglich nach der Diagnosestellung wünschten, plädieren sie für eine längere Wartezeit. Ein schnell erfolgter Schwangerschaftsabbruch stelle nur eine vordergründige Lösung dar, der die Verdrängung eher verstärke und eine Aufarbeitung verhindere. Sie berichten von Erfahrungen, daß die Schwangeren bzw. die Familien einen Aufschub des Schwangerschaftsabbruchs gern wahrnehmen und für intensive Gespräche nutzen, in denen sie sich unter anderem viel mit Fragen von Schuldhaftigkeit befaßten. Auch das Zeigen bzw. das Sehen des Kindes halten sie für den Verarbeitungsprozeß für wichtig; dies sollte jedoch nicht aufgezwungen werden. Ringler und Langer berichten, daß sie jede Art von Abschiedsritual fördern, das betont, daß es sich um eine Lebewesen handelt, das gestorben bzw. zu krank zum leben ist. Hierzu können Namensgebung, Nottaufe, Begräbnis etc. gehören. Dies mache das Ereignis zu einem Stück Lebensgeschichte, das behalten und betrauert werden könne, ohne beständig aus Schuldgefühlen heraus Ersatz suchen zu müssen, z.B. in einer neuen Schwangerschaft. Auch die maximale Beteiligung von Familienangehörigen, vor allem des Partners, sei zu fördern. Dadurch könnten mögliche Schuldzuweisungen und Mißverständnisse geklärt werden. Hierbei sei zudem eine Unterstützung durch Betreuer erforderlich. Hinsichtlich des Verlaufs der Verarbeitung verweisen sie auf das Phasenmodell von Drotar (1975): Schock, Verleugnung, Trauer und Wut, Gleichgewicht und Wiederherstellung Die

unterschiedliche Geschwindigkeit der Anpassung an die neue Situation
könne zumindest zu einer zeitweiligen emotionellen Entfremdung der Partner führen.

Irvin et al (1987) gehen näher auf dieses Phasenmodell ein, das anhand des
Erlebens von Eltern nach der Geburt eines behinderten Kindes entstand.
Zunächst wird darauf verwiesen, daß die Eltern im Verlauf einer normalen
Schwangerschaft ein Bild von ihrem zukünftigen Kind entwickeln und eine
der ersten Aufgaben der Eltern nach der Geburt des Kindes darin besteht,
die Diskrepanz zwischen ihren idealisierten Vorstellungen und dem realen
Aussehen ihres Kindes zu bewältigen. Diese Anpassungsleistung erfordere
besonders viel psychische Kraft, wenn das Kind mit einer Mißbildung geboren werde.

Das erste Stadium der Reaktion auf die Geburt eines behinderten Kindes
("Schock") ist gekennzeichnet durch einen starken Bruch im bis dahin vor-
herrschenden emotionalen Zustand, durch viel Weinen, ein Gefühl der Hoff-
nungslosigkeit sowie ein Bedürfnis, die Flucht zu ergreifen.

*Ein auffälliger Befund als Ergebnis einer Chorionzottenbiopsie oder einer Am-
niozentese stellt die idealisierten Vorstellungen der Eltern in ähnlicher Weise in
Frage. Die Entscheidung über Fortsetzung oder Abbruch der Schwangerschaft
wird vermutlich häufig noch in diese Phase des Schocks getroffen, in der es
schwerfällt, die idealisierten Vorstellungen vom Kind mit der Wirklichkeit in
Einklang zu bringen. Die Entscheidung zum Schwangerschaftsabbruch kann
dann durch das Bedürfnis, die Flucht zu ergreifen, mit beeinflußt sein. Der
Wunsch mancher Schwangeren, der Schwangerschaftsabbruch solle so schnell
wie nur möglich erfolgen, möglichst ohne daß sie etwas davon merkt und ohne
das Kind anzusehen, können Ausdruck hierfür sein. Den Hinweisen von Ringler
und Langer (1988), man solle den Eltern den für sie erforderlichen zeitlichen
Rahmen für ihre Entscheidung für (oder gegen) den Schwangerschaftsabbruch
schaffen, und mit den Eltern besprechen, ob sie ihr Kind sehen wollen, kommt
auch unter diesem Gesichtspunkt Bedeutung zu. So kann den Eltern ermöglicht
werden, ihre Entscheidung nicht aus einer aktuellen Fluchttendenz heraus zu
treffen. Daß alles so schnell gegangen sei, beklagen von Bauer (1989, s.u.) be-
fragte Schwangere 1-3 Jahre nach dem Schwangerschaftsabbruch.*

Bauer (1989) nutzt zum Verständnis des Verarbeitungsprozesses nach einem Schwangerschaftsabbruch aufgrund eines pathologischen Befunds die von Kast (1982) in einem anderen Zusammenhang beschriebenen Phasen der Trauerarbeit: Die 1. Phase, die Phase des Nicht-wahrhaben-wollens, ist gekennzeichnet durch Empfindungslosigkeit, Starre, Gefühlsschock und dauert bei günstigem Verlauf einige Stunden bis zu einer Woche. Es wird auch ein "Versitzen in dieser Phase beschrieben. Dies bedeutet, daß der Verlust und die damit verbundenen Gefühle verdrängt werden. Dies kann sich z.B. in einer Flucht in die Geschäftigkeit ausdrücken oder in einem Weiterleben, als sei nichts geschehen. Als nächste folgt die Phase der aufbrechenden Emotionen mit Wut, Trauer, Freude (daß diese Beziehung überhaupt existiert hat, Zorn über die eigene Ohnmacht, Angst, Ruhelosigkeit, Schuld und Suche nach Schuldigen. Für den Betreuer gehe es in dieser Phase darum, die wechselnden Emotionen auszuhalten und das Erleben des Trauernden einfach nur zu teilen, die Schuldgefühle nicht zu nehmen, sondern suchen zu lassen, wo Schuld lag. Ein Nichtbewältigen dieser Phase könne sich in Depressionen ausdrücken, einer nicht endenden Trauer, andauernden Schuldgefühlen. In der "Phase des Suchens und Trennens", die Wochen bis Jahre dauern könne, gehe es um die Vorbereitung, den Verlust zu akzeptieren. In der "Phase des neuen Selbst- und Weltbezugs" wird die Trauerarbeit abgeschlossen und der Verstorbene wird zur "inneren Figur".

Parallel zu diesem Phasenmodell beschreibt Bauer ihre Erfahrung mit 23 Frauen, die sich nach pathologischem Befund zu einem Schwangerschaftsabbruch entschlossen hatten. Sie beginnt mit dem Zeitpunkt der Beratung vor dem Schwangerschaftsabbruch, und bezieht einen Besuch dieser Frauen in der Klinik nach dem Abbruch sowie 1-4 Wochen danach mit ein. Ein Gespräch nach 1-3 Jahren schließt die gesammelten Daten ab. Für den Zeitpunkt der Beratung vor dem Schwangerschaftsabbruch beschreibt sie eine ganze Palette möglicher emotionaler Reaktionen: Vom "nicht wahr haben wollen, Trauer/Weinen, Wut, Enttäuschung, dem Gefühl "immer Pech zu haben" oder "schlimmer kann es nicht kommen" bis zum hin und her gerissen oder auch sehr entschieden sein. Auch bei den beiden Gesprächen kurz nach dem Schwangerschaftsabbruch zeigen sich noch Trauer, Wut, Enttäuschung, ein Nichtakzeptieren oder Verdrängen. Darüberhinaus finden sich zu diesen beiden Zeitpunkten Unruhe und Anspannung, Schuldgefühle, das Gefühl, allein damit fertig werden zu müssen, sowie auch Erleichterung. Im Gespräch nach 1-3 Jahren berichten die Frauen vom Schock bei der Befundmitteilung.

Sie schildern ihren Eindruck, es sei damals alles so schnell gegangen. Es wurde als Problem empfunden, "es selbst tun zu müssen". Probleme in der Partnerschaft und mit anderen werden erwähnt (Vorwürfe, Unsicherheit, der Versuch, den Schwangerschaftsabbruch geheim zu halten, Neid auf Mütter kleiner Kinder, Angst und Pessimismus hinsichtlich einer weiteren Schwangerschaft).

Wie häufig und in welcher Kombination die erwähnten Reaktionen auftraten und der Stand des Verarbeitungsprozesses nach 1 oder auch nach 3 Jahren wird in diesem Zusammenhang nicht beschrieben, doch gewinnen wir einen Einblick in die mögliche emotionale Situation der Betroffenen. In Abschnitt 5.8 gehen wir am Beispiel von wenigen Einzelfällen, die wir in unsere Untersuchung einbeziehen konnten, auf die eher kurzfristige Verarbeitung eines Schwangerschaftsabbruchs nach pathologischem Befund ein. Dabei geht es uns sowohl um die Komplexität des Einzelfalls, um die Unterschiedlichkeit der Einzelfälle in Abhängigkeit von der jeweiligen Situation der Schwangeren bzw. der Eltern sowie um Gemeinsamkeiten dieser unterschiedlichen Fälle.

Befunde und Überlegungen zu längerfristigen Auswirkungen eines Schwangerschaftsabbruchs unabhängig von einer Erkrankung oder Behinderung des erwarteten Kindes (vgl. Petersen 1986) sind in gewisser Weise auch bei einem Schwangerschaftsabbruch nach Pränataldiagnostik von Bedeutung. Doch finden wir auch hier wenig Hilfestellung: Die Interpretation der vorliegenden Befunde zeigt die prinzipielle Abhängigkeit von der Perspektive des Betrachtenden. So fand Petersen bei einer Zusammenstellung von Nachuntersuchungen nach einem Schwangerschaftsstsabbruch am häufigsten positive Reaktionen. Erwartungsgemäß habe ein Großteil der Frauen mit Entlastung, Erleichterung und großer Zufriedenheit auf die Beendigung der unerwünschten Schwangerschaft reagiert. Petersen unterzieht diese Untersuchungen jedoch einer deutlichen Methodenkritik und verweist auf differenziertere, vor allem tiefenpsychologisch orientierte Untersuchungsberichte, in denen sich Hinweise auf "massive Pathologie" bei der Verarbeitung des Schwangerschaftsabbruchs finden ließen. Verschiedenen Abwehrformen werden erwähnt, z.B. die Wiedergutmachungsphantasie, die sich im Wunsch, sofort wieder ein Kind zu bekommen, niederschlägt. Hier sieht Petersen das Problem, daß unverarbeitete Schuldgefühle und Schreckensphantasien kaum bewußt werden können. Er stellt in Frage, daß seelische Gesundheit darin besteht, ernste Lebensprobleme problemlos beiseitezulegen. Eine gelungene

Verarbeitung des Schwangerschaftsabbruchs sieht er darin, daß die Frau ihre Schuld und Trauer echt durchleben und danach sinnvolle Konsequenzen für ihr Leben ziehen kann. Symptomlosigkeit, das "Fehlen seelischer Beschwerden" kann in diesem Konzept als eine Art "Unfähigkeit zu trauern" verstanden werden.

Auch bei Petersen finden wir eine Beschreibung der Verarbeitung des Schwangerschaftsabbruchs in Phasen: 1) Destruktive Abwehr des Todesbewußtseins (Verschleierung des Problems). 2) Emotionale Erschütterung. Sie kann sich in Depressionen, die bis zur Suizidalität gehen können äußern, sowie in schweren Selbstwertkrisen, in Beziehungsstörungen und in psychosomatischen Veränderungen. Es kann zu aggressiven Schuldvorwürfen gegen den Partner oder den Arzt kommen. 3) Leere. Diese Phase tritt häufig nur kurz oder schattenhaft auf. sie ist gekennzeichnet durch das Fehlen von Gefühlen und Phantasien. 4) Annäherung an die Todeserfahrung, die erst jenseit der "Leere" möglich ist. Hierzu gehört die Trauer und das Annehmen persönlicher Schuld. Diese Phasen werden als fluktuierend betrachtet. So kann es zu einem Hin-und Her zwischen destruktiven Erinnnerungsbildern und Schuldvorwürfen einerseits und klarem Akzeptieren von Tötung und Tod andererseits kommen.

Die Ausführungen von Petersen verdeutlichen die Relativität der Bewertung der Auswirkungen eines Schwangerschaftsabbruchs. Die Frau selbst und ihr Partner, der Berater, der Arzt und derjenige, der eine empirische Untersuchung darüber durchführt, können sie unterschiedlich erleben, einschätzen und bewerten in Abhängigkeit von ihrer Sozialisation, ihren Bedürfnissen, Wertorientierungen, theoretischen Konzepten und dementsprechenden Zugangsweisen. Wichtig erscheint uns deshalb der Hinweis auf die Problematik, das Phänomen Schwangerschaftsabbruch und dessen Auswirkungen anhand objektivierender Untersuchungsmethoden zu erfassen, da ein "Schwangerschaftsabbruch, wenn er verantwortlich von der Schwangeren, ihrem Partner, dem Berater und dem Operateur geprüft und getragen wird, immer ein höchst individueller und damit einmaliger Prozeß ist dessen wesentliche Merkmale in seiner Einmaligkeit, Spontanität und Kreativität liegen und deshalb bestenfalls kasuistisch zu beschreiben sind" (Petersen 1986, S. 118).

Die kasuistische Beschreibung kann und sollte in einer systematischen und nachvollziehbaren Weise erfolgen, die eine Suche nach Gemeinsamkeiten zuläßt. Dabei sollte vor allem die Sicht der Betroffenen selbst einbezogen werden.

So einmalig der jeweilige Entscheidungprozeß ist, bestimmen bei einem Schwangerschaftsabbruch nach pathologischem Befund möglicherweise folgende Punkte gegenüber einem Schwangerschaftsabbruch aus sozialer Indikation eine besondere Rolle, und sie sind deshalb in Betracht zu ziehen: Bei dem erwarteten Kind handelt es sich häufig um ein sehr erwünschtes; daß es nicht zur Geburt des erwünschten Kindes kommt, kann als "glücklose Schwangerschaft" erlebt werden; es kann ein Gefühl des eigenen Ungenügens, kein gesundes Kind gezeugt zu haben, oder des eigenen Ungenügens, das Kind mit seiner Behinderung nicht annehmen zu können, aufkommen und den Verarbeitungsprozeß wesentlich mitbestimmen. Trauer und Trennung beziehen sich nicht nur auf das potentielle Kind, sondern auf die eigenen Wunschvorstellungen und Phantasien, die sich um dieses Kind ranken, sowie auf den eigenen Selbstwert, und die Vorstellungen von der eigenen Mutter- bzw. Elternschaft. Auch die Schuldgefühle einer Schwangeren, die ihr sehr erwünschtes Kind aufgrund eines pathologischen Befundes nicht annimmt, weil es nun nicht so ist, wie sie es sich gewünscht und vorgestellt hat, unterscheiden sich möglicherweise von denen einer Schwangeren, die sich von einer "unerwünschten Schwangerschaft" trennt. Gerade in der Situation, in der angesprochen wird, daß es aufgrund der schweren Beeinträchtigung des Kindes noch zu einer Fehlgeburt kommen kann, wird deutlich, welche Schwelle es für die Eltern bedeutet, sich selbst "aktiv" gegen das Kind zu entscheiden. Rothman (1985) unterscheidet zwischen der Qualität des Abbruchs einer Schwangerschaft, die als "accident" zustande kam, und eines Abbruchs einer Schwangerschaft, die als "Baby" wahrgenommen wird.

2.2.4 Die Bedeutung der Pränataldiagnostik für die Eltern

Sind den Eltern die spezifischen Risiken, (noch) ein behindertes Kind zu bekommen, bereits bekannt, kann das Angebot der Chorionzottenbiopsie dazu beitragen, eine (weitere) Schwangerschaft überhaupt zu wagen bzw. zu hoffen, die Monate des Wartens leichter zu ertragen. Ist die Schwangerschaft unerwartet oder gar unerwünscht, weil z.B. die Familienplanung bereits abgeschlossen war und bereits fast erwachsene Kinder da sind, kann die Chorionzottenbiopsie die Annahme dieser Schwangerschaft erleichtern. Andererseits kann die subjektive Vorstellung "alte" bzw."späte" Eltern zu sein, aufgrund der vorliegenden Altersindikation und des Angebots der Pränataldiagnostik auch verstärkt oder überhaupt erst geweckt werden. So sah sich z.B.eine Südeuropäerin durch das Angebot der Pränataldiagnostik mit ihrem Kinderwunsch in ihrem Alter in Frage gestellt. Sie glaubte ihre Entscheidung für eine Schwangerschaft in ihrem Alter rechtfertigen zu müssen. Sie verwies darauf, daß dies in ihrem Kulturkreis durchaus üblich sei. Sie wurde durch das Angebot der Pränataldiagnostik zudem so verunsichert, daß sie zunächst unabhängig von jedwelcher Untersuchung und sofort einen Schwangerschaftsabbruch erwog. Diese Verunsicherung war vorübergehend, die Schwangere ließ die Chorionzottenbiopsie durchführen, und erfuhr erst, als sie Bekannte darauf ansprach, daß bereits andere aus ihrem Kreis Erfahrung mit der Pränataldiagnostik hatten.

Auch kann das Angebot der Pränataldignostik eine möglicherweise bereits gelungene Angstabwehr in Frage stellen. Diese Sicht vertreten Leuzinger und Rambert (1987), die der Pränataldiagnostik insgesamt kritisch gegenüberstehen. Sie gehen davon aus, daß der Optimismus "mein Kind ist gesund", dem sich eine Frau früher schicksalhaft anvertraut habe, nun durch das Angebot der Pränataldiagnostik Verstärkung braucht. Diese Möglichkeit, sich über die Gesundheit des erwarteten Kindes zu informieren, nicht zu nutzen, mache es schwerer, die Angst, das Kind könne krank oder behindert sein, abzuwehren. Einerseits werde der Eindruck erweckt, die Pränataldiagnostik beseitige Ängste, während andererseits durch die Pränataldiagnostik Ängste aktualisiert würden.

Einzelne Erfahrungsberichte von Frauen, die sich für eine Pränatldiagnostik entschieden, sowie von Beratern, die Bespräche vor Pränataldiagnostik führen, verweisen auf die Möglichkeit, die bestehende Angst auf die Pränataldiagnostik zu kristallisieren.

2.2.5   Zur Entscheidung für oder gegen Pränataldiagnostik

Empirische Befunde im Zusammenhang mit der frühen Pränataldiagnostik liegen bislang erst wenige vor. Es finden sich erste Studien, die jedoch nicht während der Entscheidungssituation selbst durchgeführt wurden (Mc Govern et al.1986, Lippman et al. 1985). Untersuchungen, die sich mit der Sicht und dem Erleben der Schwangeren kurz vor der Chorionzottenbiopsie und nach Vorliegen des Befundes befassen, wurden zur selben Zeit durchgeführt wie die in diesem Band näher dargestellte Arbeit (Fehlings 1989, Prybylski 1988).

Angaben über Mütter, die sich trotz gegebener Altersindikation gegen eine Chorionzottenbiopsie oder Amniozentese entschieden haben, und zwar auch solche, die gar nicht erst zur Beratung vor Pränataldiagnostik kamen, finden sich bei Ahrens et al. 1989).

In einer retrospektiven Befragung von 520 Frauen, die aufgrund erhöhten Alters eine Amniozentese hatten durchführen lassen, wurden vor allem folgende Gründe, die für eine Chorionzottenbiopsie sprechen, genannt: Der Zeitpunkt der Durchführung (69%), die Art des Schwangerschaftsabbruchs (44%) sowie die kürzere Wartezeit auf den Befund (11%). Von diesen Frauen (mit Erfahrung mit der Amniozentese, nicht jedoch mit der Chorionzottenbiopsie) gaben immerhin 68% an, sie würden - vor die Wahl zwischen beiden Methoden gestellt - die Amniozentese wählen. Für die Chorionzottenbiopsie würden sie sich dann entscheiden, wenn das Fehlgeburtenrisiko geringer oder gleich dem der Amniozentese wäre (Mc Govern et al. 1986).

Eine Befragung von Frauen, die zur Amniozentese angemeldet waren, und denen schriftliche Informationen zu Chorionzottenbiopsie und zur Amniozentese als Basis für die Beantwortung eines Fragebogens gegeben wurden, erbrachte: Als wesentliche Unterschiede zwischen Chorionzottenbiopsie und Amniozentese werden der Zeitpunkt der jeweiligen Untersuchung, der Zeitraum zwischen Untersuchung und Befundmitteilung, das Fehlgeburtenrisiko und die Art des Schwangerschaftssabbruchs gesehen. Wurden diese Gesichtspunkte unabhängig voneinander betrachtet, sprach lediglich das niedrigere Fehlgeburtenrisiko für eine Amniozentese. Wurden sie gemeinsam betrachtet, zogen 45,1% die Chorionzottenbiopsie, 50,2% die Amniozentese vor, während 4,7% keine Präferenz zeigten (Lippman et al. 1985). Bei diesen Befunden ist sicher zu berücksichtigen, daß die befragten Frauen selbst vor der Amniozentese standen, und die Präferenz einer Chorionzottenbiopsie nicht zugleich bedeutete, diese frühe Methode für sich selbst wählen zu können.

Von 564 Frauen, die vor der 10. Schwangerschaftswoche über Pränataldiagnostik beraten wurden, entschieden sich 55% für die Chorionzottenbiopsie, 39% für die Amniozentese und 5 % gegen eine Pränataldiagnose (Prybylski 1988). Der frühe Zeitpunkt, zu dem der Befund der Untersuchung vorliegt und die Einschätzung, daß ein Schwangerschaftsabbruch zu einem frühen Zeitpunkt leichter ist, wurden überwiegend als Gründe genannt. Keine Anpassung an die Schwangerschaft bevor ein unauffälliges Ergebnis vorliegt, war für 68% der Frauen von Bedeutung. In einer anderen Untersuchung, in der 50 Schwangere in der Entscheidungssituation befragt wurden, meinten 34% der Frauen, daß ihr Gefühl des Schwangerseins vom Ergebnis der Pränataldiagnostik abhänge (Fehlings 1989).

Das gegenüber der Amniozentese erhöhte Fehlgeburtenrisiko bei Chorionzottenbiopsie ist sicher der wesentliche Grund dafür, sich gegen eine Chorionzottenbiopsie zu entscheiden. Von einigen Frauen wird jedoch auch die Möglichkeit, daß die Chorionzottenbiopsie zu keinem verwertbaren Ergebnis oder auch zu einem Befund führt, der erst durch eine Amniozentese geklärt werden kann, als sehr belastend erlebt (Fehlings 1989).

Über die Gründe, sich ganz gegen die Pränataldiagnostik zu entscheiden, vor allem bei denjenigen, die gar nicht erst zur Beratung kommen, wissen wir bislang wenig. Erfahrungen mit Eltern, die sich nach der Beratung gegen die Pränataldiagnostik entscheiden, deuten in folgende Richtung: Zu einer Entscheidung gegen beide Untersuchungsmethoden kann neben dem Fehlgeburtenrisiko, einem starken Kinderwunsch, langem Warten auf die Schwangerschaft, auch das Wissen darum beitragen, grundsätzliche keine, oder auch gerade diese Schwangerschaft nicht abbrechen zu können. Auch das Wissen um ein relativ gering erhöhtes spezifisches Risiko, ein behindertes Kind zu bekommen, oder eine gelungene Angstabwehr können hier mitspielen sowie auch folgendes: Die Eltern können sich vorstellen, das erwartete Kind auch dann anzunehmen, wenn es behindert ist (Berichte einzelner Berater). Die Bereitschaft, ein behindertes Kind zu bekommen bzw. die Ablehnung eines Schwangerschaftsabbruchs wird verschiedentlich in Studien im Zusammenhang mit der Amniozentese als Hauptgrund genannt, sich gegen die Pränataldiagnostik zu entscheiden (vgl. Scholz et al. 1989).

Informationen über die Gruppe derjenigen, die trotz bestehender Altersindikation keine Pränataldiagnostik durchführen lassen, erbringt eine Befragung von 200 Müttern über 35 Jahren nach der Geburt ihres Kindes. Die Befragung erfolgte mithilfe eines standardisierten Interviews noch in der Geburtsklinik. 39,5% der 200 Mütter hatten keine Pränataldiagnostik durchführen lassen. 24% dieser Mütter ohne Pränataldiagnostik hatten nichts über die Chorionzottenbiopsie oder die Amniozentese gewußt, wobei diese Mütter überwiegend dem Islam angehörten. Die meisten der Mütter ohne Pränataldiagnostik waren jedoch gut über diese Untersuchungsmöglichkeiten informiert. Angaben über die jeweilige Informationsquelle, ob z.B. eine genetische Beratung stattgefunden hat oder nicht, finden sich jedoch nicht. Über die Gründe, die zu einer Entscheidung gegen die Pränataldiagnostik führten, läßt sich zusammenfassend sagen, daß es jeweils zur Hälfte religiöse oder andere persönliche Gründe waren. Immerhin 25% betrachteten das Fehlgeburtenrisiko in Anbetracht ihres starken Kinderwunsches als zu hoch. 27% der Mütter sprachen sich aus religiösen bzw. ethischen Gründen gegen einen Schwangerschaftsabbruch aus. 5% der Mütter gaben an, sie hätten auch ein behindertes Kind akzeptiert (Ahrens et al. 1989).

2.3 Auswirkungen früher Pränataldiagnostik auf Bedürfnisse und Wertorientierungen in unserer Gesellschaft

Insgesamt spricht einiges dafür, daß eine Untersuchung im 1. Drittel der Schwangerschaft eher angenommen wird und eine Trennung vom Kind, zu dem die Beziehung noch kaum aufgenommen ist, leichter fällt. Hieraus ergeben sich nun Probleme anderer Art: Die geringere Konflikthaftigkeit eines Schwangerschaftsabbruchs kann dazu beitragen, daß auch weniger schwerwiegende Erkrankungen und Behinderungen zum Wunsch nach einem Schwangerschaftsabbruch führen. Es könnte zu einer Veränderung der Einschätzung dessen, was tragbar und machbar ist, zu einer Konkretisierung und Verstärkung des Wunsches nach einem gesunden Kind und möglicherweise auch zu der gefürchteten Veränderung der Einstellung gegenüber Behinderten kommen. (Möglicherweise handelt es sich dabei weniger um eine Veränderung als darum, daß ohnehin latent vorhandene Einstellungen deutlich werden).

Hinweise auf die Tendenz, nach früher Pränataldiagnostik bei jedem von der Norm abweichenden Befund die Schwangerschaft abzubrechen, zumindest sehr viel häufiger als nach Amniozentese, finden sich bei Verp et al. (1988).

Diese Autoren geben einen Überblick über die Entscheidung für oder gegen einen Schwangerschaftsabbruch bei pränatal diagnostizierten Geschlechtschromosomenstörungen. Das Spektrum der Auswirkungen der verschiedenen Geschlechtschromosomenstörungen ist zwar groß, doch haben sie nur selten schwererwiegende Beeinträchtigungen zur Folge. Neben eigenen Befunden beziehen Verp et al. für Entscheidungen bei einem vom normalen abweichenden Befund nach Amniozentese weitere 23 Untersuchungen mit ein, für solche nach Chorionzottenbiopsie 12 Studien. Die Zahl der Befunde mit Geschlechtschromosomenstörungen nach Chorionzottenbiopsie liegt bei den insgesamt 13 Studien bei 17 Fällen. Nur in 2 Fällen (11,8%), wobei jeweils ein Mosaik vorlag, wurde die Schwangerschaft fortgesetzt. In den Studien zu Befunden nach Amniozentese hatten sich in 281 Fällen Geschlechtschromosomenstörungen ergeben; hier wurde in 32,7% der Fälle die Schwangerschaft fortgesetzt. Inwieweit hier neben dem Zeitpunkt auch Unterschiede in der Stichprobenzusammensetzung und unterschiedliches Beraterverhalten von Bedeutung sind, bleibt offen. Doch trägt möglicherweise gerade der frühe Zeitpunkt der Chorionzottenbiopsie dazu bei, daß - wie von Rothman (1985a und b) formuliert - Kinder zunehmend als "Produkte" gesehen werden, und die Pränataldiagnostik die Rolle einer "Qualitätskontrolle" dieser Produkte bekommt. Fehlings (1989) konnte Hinweise darauf finden, daß bei einigen Frauen die Vorstellung vorherrschte, sie könnten durch die Pränataldiagnostik eine "Gesundheitsgarantie" für ihr Kind bekommen. Bei einer Befragung in Schweden (Sjögren und Uddenberg 1988) gab ein Drittel der befragten Frauen an, sie hätten sich überlegt, ob es richtig sei, eine Art von Qualitätskontrolle des Ungeborenen vorzunehmen. 53% der Frauen der Amniozentesegruppe und 36% der Gruppe mit Chorionzottenbiopsie antworteten, sie hätten diesen Gesichtspunkt nie in Erwägung gezogen.

Schon im Zusammenhang mit der Amniozentese war die Befürchtung entstanden, die Pränataldiagnostik könne zu einer Erwartungshaltung oder gar sozialem Druck führen, diese Möglichkeiten auch wahrzunehmen. In der Untersuchung von Fehlings konnten sich 50% der befragten Frauen vorstellen, daß es eine solche Erwartungshaltung gibt, und 24% erlebten selbst diese Erwartung. Auch fanden sich Frauen, die kein Verständnis für Schwangere haben, die in einer vergleichbaren Situation wie sie selbst die Pränataldiagnostik ablehnen. Eine solche Verständnislosigkeit zeigt sich z.T. auch in unserer Begleituntersuchung zur Chorionzottenbiopsie (vgl. Abschn. 5.6.3).

Die bereits erwähnte schwedische Untersuchung erbrachte, daß zwar 85% der befragten Frauen, die zur Pränataldiagnostik kamen, diese von sich aus wünschten, daß andererseits 76% der Befragten ausdrücklich meinten, es sei schwierig, die Pränataldiagnostik nicht zu nutzen, wenn sie angeboten werde; weitere 26% sahen dieses Problem zu einem gewissen Grad gegeben. Die meisten der Frauen meinten, es wäre schwieriger, ein behindertes Kind zu bekommen, wenn sie das Angebot der Pränataldiagnostik abgelehnt hätten. Dies zeigte sich unabhängig davon, ob die Frauen zur Amniozentese oder zur Chorionzottenbiopsie kamen (Sjögren u. Uddenberg 1988). In einer anderen Untersuchung meinten 14% der befragten Schwangeren, die zur Beratung vor Pränataldiagnostik kamen, es wäre ihnen lieber, es gäbe die Pränataldiagnostik nicht (Fehlings 1989).

3 Die Bedeutung genetischer Beratung im Zusammenhang mit der Chorionzottenbiopsie

3.1 Aufgaben und Ziele genetischer Beratung

Die genetische Beratung verfolgt das Ziel, denjenigen Eltern, die sich bei der Familienplanung aufgrund gegebener oder befürchteter genetischer Risiken in einem Entscheidungskonflikt befinden, Hilfestellung zu geben. Darüberhinaus versteht sie sich - auch unabhängig von der Familienplanung - als Angebot an diejenigen, die nähere Informationen über eine bei ihnen selbst, bei ihren Kindern oder in der näheren Verwandtschaft aufgetretene genetisch bedingte Krankheit suchen. Früher führte vor allem eine bereits in der Familie aufgetretene genetisch bedingte Erkrankung zum Wunsch nach genetischer Beratung und gegebenenfalls auch nach Pränataldiagnostik. In den letzten Jahren nahm jedoch der Anteil derjenigen überproportional zu, die allein aufgrund ihres erhöhten Alters Risiken fürchten, und die diese mit Hilfe der Pränataldiagnostik auszuschließen wünschen.

Die Hilfestellung der genetischen Beratung besteht zunächst in der Vermittlung von Information. Die Information bezieht sich auf die Diagnose, die Ursachen, gegebene Risiken, die mögliche Ausprägung der Erkrankung/Behinderung, um die es in der Familie geht bzw. die aufgrund einer Altersindikation ausgeschlossen werden soll. Weiterhin geht es um Prognosen, Therapie- und Fördermöglichkeiten sowie gegebenenfalls um Pränataldiagnostik mit ihren Aussagemöglichkeiten, Risiken und Konsequenzen.

Abhängig davon, ob bereits eine Schwangerschaft besteht oder nicht und abhängig davon, ob es um eine bereits in der Familie aufgetretene Erkrankung geht oder "lediglich" eine Altersindikation vorliegt, können die einzelnen Themenbereiche unterschiedlich gewichtet sein. Auf die Themen und Inhalte einer Beratung vor Chorionzottenbiopsie gehen wir in Abschn. 5.2.3 näher ein.

Die Hilfestellung besteht weiterhin im ausführlichen Gespräch über das Erleben und die Einschätzung der jeweiligen Erkrankung oder Behinderung, der eigenen Reaktionen hierauf wie auch die der Umwelt, eigene Befürchtungen und Hoffnungen auch im Zusammenhang mit der Pränataldiagnostik. Viele Eltern erleben eine solche ausführliche Gesprächsmöglichkeit zum erstenmal; Verständnis für ihre Situation und Informationen von Experten zu finden, kann eine große Entlastung für diese Eltern bedeuten. Selbst wenn die vermittelte Information vorhandene Befürchtungen nicht aufheben kann, sondern eher verstärkt, wird sie als Hilfe empfunden. Information, auch beunruhigende, wird überwiegend als wichtig für die eigene Entscheidung betrachtet. Inwieweit ein gegebenes erhöhtes Risiko dazu beiträgt, auf eigene Kinder zu verzichten oder nicht, hängt von der persönlichen Einschätzung dieses Risikos und der erlebten oder befürchteten Schwere der jeweiligen Erkrankung und vor allem auch vom Kinderwunsch und der Bedeutung dieses Kinderwunschs für die Familie ab. Auch bei der Entscheidung für oder gegen die Pränataldiagnostik spielen diese Gesichtspunkte eine große Rolle, darüberhinaus jedoch in sehr viel stärkerem Maß auch Wertorientierungen.

Über Beratungskonzepte und über Verhaltensweisen des Beraters, die dazu beitragen, den Eltern eine selbstverantwortliche Entscheidung zu ermöglichen, haben wir bereits ausführlich berichtet (Reif u. Baitsch 1986). Die Befunde unserer damaligen Studie verdeutlichen, daß nicht die "objektiven" Fakten im Zusammenhang mit Diagnose, Prognose und Risiken für den Entscheidungsprozeß der Eltern vorrangig von Bedeutung sind, sondern die Wahrnehmung dieser Fakten durch die Eltern (vgl. Beeson u. Golbus 1985). Es ergaben sich Hinweise darauf, daß diese Wahrnehmung und Verarbeitung der Information nicht zuletzt davon abhängig ist, ob und inwieweit die Behinderung eines eigenen Kindes, der eigenen Person oder des Partners als Makel empfunden wird, und ob der Kinderwunsch eindeutig oder ambivalent ist (vgl. hierzu auch Lippman-Hand u. Fraser 1979 a-c).

Hinsichtlich der Auswirkungen der Beratung auf die Eltern erwies sich als wesentlich, ob ihre Erwartungen von den Möglichkeiten der genetischen Beratung und der Pränataldiagnostik her erfüllbar waren oder nicht, worin die nicht erfüllbaren Erwartungen bestanden und worauf sie sich gründeten (z.B. einen ambivalenten Kinderwunsch). Es ist von Bedeutung, ob die Eltern relativ offen Informationen für ihre Entscheidung suchen oder die Bestätigung einer bereits getroffenen (Vor)entscheidung durch den Experten. Hierbei kann es sich um die gemeinsame Entscheidung beider Partner handeln; es kann jedoch auch darum gehen, daß einer der Partner eine Bestätigung seiner Entscheidung sucht, um sie gegenüber dem anderen Partner zu rechtfertigen. Die Berücksichtigung des Kinderwunschs der Eltern, deren Erwartungen an die Pränataldiagnostik und die genetische Beratung, deren Vorwissen, Sichtweisen und Wertorientierungen (soweit sie bereit sind, diese in das Gespräch einzubringen) tragen dazu bei, die erforderlichen Informationen in einer Weise zu vermitteln, daß die Eltern sie in ihrem Entscheidungsprozeß nutzen können.

3.2 Beratung vor Chorionzottenbiopsie

Wünschen Eltern lediglich aufgrund des erhöhten Alters der Mutter eine Pränataldiagnostik, betrachten sie diese überwiegend als Teil der Schwangerschaftsvorsorge, also dem frauenärztlichen Bereich zugehörig. Wird der Durchführung einer solchen Pränataldiagnostik eine genetische Beratung vorgeschaltet, sind die Eltern zunächst darüber erstaunt und sie halten ein solches Gespräch vielleicht sogar für unnötig; im nachhinein sehen sie es dagegen fast durchweg als sinnvoll, hilfreich, wichtig an. Diese Eltern haben häufig keine oder nur geringe Erfahrungen mit Behinderungen, wie sie durch die Chorionzottenbiopsie oder die Amniozentese erkannt werden können. Dies unterscheidet eine Beratung vor Chorionzottenbiopsie wesentlich von einer herkömmlichen genetischen Beratung, in der es zumeist um Erkrankungen und Behinderungen geht, die bereits aus der Familie bekannt sind.

Unter den Eltern, die im Wissen um das Angebot der Pränataldiagnostik eine Schwangerschaft planten, finden sich solche, die bereits von Risiken, die mit diesen Methoden verbunden sind, hörten und diese in Kauf nehmen. Andere Eltern werden überrascht und verunsichert, wenn sie in der Beratung vor Chorionzottenbiopsie von den mit der Amniozentese oder der Chorionzottenbiopsie verbundenen Risiken und den begrenzten Aussagemöglichkeiten erfahren (Fehlgeburtenrisiko; nicht interpretierbare Befunde; Befunde, die nicht mit einer schwerwiegenden Behinderung verbunden sind; nicht alle schweren Erkrankungen/Behinderungen können erkannt werden). Die (Vor)entscheidung für eine Amniozentese oder eine Chorionzottenbiopsie erfolgt sehr häufig ohne näheres Wissen um Risiken und Aussagemöglichkeiten. Das Wissen um die Möglichkeit zum Schwangerschaftsabbruch bei bestimmten Befunden scheint implizit vorhanden, das Einschätzen und Erleben dieser Möglichkeit variiert sehr: Von der Vorstellung, sich auch bei pathologischem Befund nicht oder nur unter schweren Konflikten für einen

Abbruch der Schwangerschaft entscheiden zu können, über die grundsätzliche Ablehnung eines Schwangerschaftsabbruchs mit Ausnahme bei einem pathologischen Befund, bei dem ein Abbruch akzeptiert oder auch für selbstverständlich gehalten wird, bis zur Haltung, die Schwangerschaft abzubrechen, "wenn nicht alles in Ordnung" ist. Auch zeigt sich immer wieder der Wunsch, eine Auseinandersetzung mit auffälligen Befunden und möglichen Konsequenzen zu vermeiden. Die Pränataldiagnostik soll beruhigen, bestätigen und nicht verunsichern. Andere Eltern wiederum halten detaillierte, ausführliche Informationen und eine Auseinandersetzung mit möglichen Konsequenzen vor einer Entscheidung für die Pränataldiagnostik für sehr wichtig.

Zum Teil sind die Eltern bereits durch den Frauenarzt relativ gut informiert, doch kann dies nicht als selbstverständlich vorausgesetzt werden. Im Zusammenhang mit der Amniozentese, die seit über 15 Jahren durchgeführt wird, und vor der aufgrund mangelnder Kapazitäten in der Beratungsstelle in Ulm kein individuelles Beratungsgespräch angeboten werden kann, stellen wir dann, wenn es zu einer Beratung wegen eines pathologischen Befundes kommt, immer wieder fest: Die Schwangere wußte zuvor nicht, was eigentlich untersucht wurde, und welche Konsequenzen sich hieraus für sie ergeben können. Eine solche Aufklärung und Auseinandersetzung mit möglichen Konsequenzen ist vor der Entscheidung für oder gegen die Durchführung der Untersuchung erforderlich, da es sich bei der Pränataldiagnostik nicht um Vorsorgemaßnahmen im eigentlichen Sinn handelt. Wie bereits mehrfach erwähnt, können pränatal entdeckte Erkrankungen oder Behinderungen in der Regel nicht geheilt werden. Dies gilt insbesondere für die Chromosomenstörungen, deretwegen die Pränataldiagnostik Schwangeren ab einem Alter von 35 Jahren angeboten wird.

Angesichts dieser Situation kommt der Beratung vor Pränataldiagnostik besondere Bedeutung zu. Den Eltern soll die Möglichkeit gegeben werden zu wissen, wofür oder wogegen sie sich entscheiden, worauf sie sich einlassen und womit sie rechnen müssen, wenn sie sich für eine Chorionzottenbiopsie (oder eine Amniozentese) entscheiden (Reif et al 1987). Es soll eine bewußte individuelle Entscheidung möglich sein. Es geht darum zu verhindern, daß die Eltern erst dann, wenn ein auffälliger Befund vorliegt, erfahren, daß eine Diagnosemöglichkeit nicht zugleich auch eine Therapiemöglichkeit beinhaltet. Die Eltern sollen wissen, daß es zu konflikthaften Entscheidungssituationen kommen kann und daß Befunde möglich sind, die sie auf andere Weise beunruhigen oder verunsichern können (z.b. Geschlechtschromosomenstörungen oder Chromosomentranslokationen; s.u.).

In einem Beratungsgespräch vor Chorionzottenbiopsie geht es daher um folgende Themenbereiche: Welche Erkrankungen können erkannt werden und auf welche Weise, wie hoch ist das Risiko dafür, daß das eigene Kind davon betroffen ist, wie wird die Untersuchung durchgeführt und wie hoch sind wiederum die damit verbundenen Risiken (z.b. für eine Fehlgeburt), welche Vor- und Nachteile der Chorionzottenbiopsie bestehen im Vergleich zur Amniozentese. Es wird verdeutlicht, daß diese Untersuchungen keine Garantie für ein gesundes Kind beinhalten; das für jede Schwangerschaft gegebene sogenannte Basisrisiko für irgendeine schwerwiegende Erkrankung oder Behinderung des Kindes von ca. 4% wird hierdurch nicht aufgehoben. Auch wird darauf verwiesen, daß die Eltern, falls die Pränataldiagnostik den Befund einer schwerwiegenden Behinderung des erwarteten Kindes erbringt, vor die Entscheidung über Fortsetzung oder Abbruch der Schwangerschaft gestellt sind. Es geht darum zu verdeutlichen, daß es sich um eine persönliche Entscheidung der Eltern handelt, ob sie die Chorionzottenbiopsie oder die Amniozentese oder auch keine der beiden Methoden wählen.

Die genetische Beratung bietet Raum für die Vermittlung der in der individuellen Situation erforderlichen Information und kann dazu beitragen, daß die Eltern zu einer Entscheidung finden, die sie verantworten, und deren Konsequenzen sie langfristig tragen können. Die Entscheidung kann dann auch gegen eine Chorionzottenbiopsie oder eine Amniozentese ausfallen. Entscheidend kann dabei das Risiko einer Fehlgeburt sein. Als weitere Gründe kommen in Frage, daß die Risiken, ein behindertes Kind zu bekommen, von den Eltern eher als gering eingeschätzt werden oder die Eltern einen Schwangerschaftsabbruch grundsätzlich ablehnen. Findet eine ausführliche Information und eine Auseinandersetzung mit den möglichen Folgen nicht statt, besteht die Gefahr, daß die vorhandenen Methoden routinemäßig angewendet werden, ohne Berücksichtigung der spezifischen Situation und ohne daß den Eltern bewußt wird, daß es sich um ihre Entscheidung handelt. So fordert auch die Enquete - Kommission des Deutschen Bundestages "Chancen und Risiken der Gentechnologie" (1987), daß die genetische Beratung verpflichtende Voraussetzung für Pränataldiagnostik sein soll und einige Tage vor der Untersuchung zu erfolgen hat. Damit sollen den Eltern

Informationen und Zeit gegeben werden, das Risiko der Untersuchung für das Ungeborene und die Mutter und den möglichen Entscheidungskonflikt bei pathologischem Befund zu überdenken.

Obwohl unter den genetischen Beratern Einigkeit darüber besteht, daß die Entscheidung für oder gegen weitere Kinder sowie für oder gegen Pränataldiagnostik letztendlich bei den Eltern selbst liegt, unterscheiden sich die Berater darin, wie direktiv sie in der konkreten Beratung vorgehen, und ob sie Empfehlungen geben oder nicht. Dies hängt nicht zuletzt von ihrem Rollenverständnis, ihrer eigenen Sicht zur Pränataldiagnostik und von ihren Wertorientierungen im Zusammenhang mit Behinderung und Schwangerschaftsabbruch ab.

Den Eltern Hilfestellung für eine tragfähige, selbstverantwortliche Entscheidung zu geben, statt ihnen diese - und sei es nur durch einen Rat oder eine Empfehlung - abzunehmen, setzt einen differenzierten Informationsaustausch voraus. Eine solches Gespräch, in dem es auch um die Auseinandersetzung mit den Erwartungen, dem Vorwissen, den Sichtweisen und Wertorientierungen der Eltern geht, erfordert einen ausreichenden zeitlichen Rahmen und vom Berater hohe Sensibilität und Reflexivität des eigenen Handelns. Zur Zeit bestehen vielfach Bestrebungen, diese Gesichtspunkte bei der Aus- und Weiterbildung der genetischen Berater verstärkt zu berücksichtigen.

4 Zur Kritik an genetischer Beratung und Pränataldiagnostik in unserer Gesellschaft

4.1 Überblick über das Spektrum der Sichtweisen

Die genetische Beratung gerät im Zusammenhang mit den sich ständig erweiternden Möglichkeiten der pränatalen Diagnostik, über die zu informieren unter anderem zu ihren Aufgaben zählt, in zunehmende Schwierigkeiten. Auf der einen Seite wachsen die Erwartungen derjenigen, die diese Methoden nutzen wollen, zum anderen wächst die Kritik an Entwicklung, Angebot und Einsatz dieser diagnostischen Möglichkeiten. Dies liegt weniger an den mit der Amniozentese oder der Chorionzottenbiopsie verbundenen Risiken als invasiver Methode im Vergleich zur Ultraschalluntersuchung, als an der möglichen Konsequenz, die Schwangerschaft straffrei abbrechen zu können, wenn eine schwerwiegende, nicht behebbare Behinderung des Kindes zu erwarten ist. Die unterschiedlichen Sichtweisen zur Pränataldiagnostik in unserer Gesellschaft stellen einen Teil des sozialen Kontextes dar, in dem sich die Schwangere und ihr Partner in ihrem Entscheidungsprozeß für oder gegen die Pränataldiagnostik befinden.

Zunächst soll das Spektrum der Sichtweisen kurz aufgerissen und in den folgenden Abschnitten näher dargestellt werden. Problempunkte der Pränataldiagnostik und erste Konsequenzen für die genetische Beratung vor Pränataldiagnostik werden dabei deutlich. Die Sicht der Eltern, die (in Ulm) zur Beratung vor Chorionzottenbiopsie in die genetische Beratungsstelle kommen, findet sich später in den Abschnitten 5.4 - 5.8.

Das Wissen, um was es sich bei der genetischen Beratung handelt, ist noch immer wenig verbreitet. Hinsichtlich der Pränataldiagnostik ist zumindest bei Frauen, die in einem Alter über 30 Jahren noch oder auch erst an eine Schwangerschaft denken, relativ bekannt, daß es die Amniozentese gibt. Diese sehen sie dann jedoch weniger im Zusammenhang mit einer genetischen Beratung als im Rahmen der Schwangerenvorsorge von frauenärztlicher Seite.

Zwar nicht verbreitet, doch deutlich artikuliert, findet sich in verschiedenen Gruppierungen eine Ablehnung der genetischen Beratung. Ein Teil der Kritiker fürchtet oder unterstellt den Beratern, daß sie, statt auf ausgewogene Weise Informationen zu bieten, einseitig die Pränataldiagnostik, und bei pathologischem Befund einen Schwangerschaftsabbruch, propagieren. Einige dieser Kritiker fordern deshalb, die genetischen Beratungsstellen abzuschaffen. Daß das heutige Selbstverständnis der genetischen Beratung von diesen Kritikern nicht gesehen oder nur mit größter Skepsis betrachtet wird, kommt nicht von ungefähr. Noch vor einigen Jahren gab es Veröffentlichungen im Zusammenhang mit genetischer Beratung, u.a. Kosten-Nutzen-Berechnungen, die den Eindruck erwecken, es gehe der genetischen Beratung um die Verhinderung von Behinderung, um die Verringerung der Zahl der Behinderten. Und möglicherweise ist es manchenorts auch tatsächlich darum gegangen. Zudem tragen vor allem die Geschichte der Humangenetik, die verheerenden Auswirkungen eugenischen Denkens und daran orientierten Handelns während des Nationalsozialismus wesentlich zu dieser Skepsis bei.

Verschiedene Frauengruppen sehen vor allem die Autonomie der Frau eingeschränkt: die Frau werde zum Opfer von Ärzten, Genetikern und Einstellungen der Gesellschaft. Zudem befürchten sie, und dies steht bei den Behinderten, die sich in den "Krüppelinitiativen" organisieren, im Vordergrund,
daß das Lebensrecht der Behinderten letztlich durch genetische Beratung
und Pränataldiagnostik in Frage gestellt wird (vgl. Abschn. 4.4)

Diese Sicht wird von anderen Behindertenorganisationen und -initiativen,
zumindest in dieser Schärfe, nicht geteilt. Diese anderen Organisationen und
Initiativen suchen sowohl eine kritische als auch eine konstruktive Auseinandersetzung mit der genetischen Diagnostik und der genetischen Beratung. Sie
sehen die möglichen Hilfen, die sich durch die genetische Beratung und die
Pränataldiagnostik für die einzelne Familie ergeben können, aber auch mögliche Gefahren: So wird befürchtet, die Einstellung gegenüber Behinderten
könnte sich verschlechtern aufgrund der Tatsache, daß in bestimmten Fällen
ein Schwangerschaftsabbruch nach Pränataldiagnostik möglich ist. Familien
mit einem behinderten Kind könnten unter dem Blickwinkel betrachtet werden, warum sie die Verhinderung nicht zu vermeiden wußten. Auch besteht
die Befürchtung, daß zukünftig bei weniger schwerwiegenden Behinderungen
ein Schwangerschaftsabbruch erwartet und durchgeführt wird. Es wird weiterhin die Gefahr gesehen, Frauen könnten unter Druck geraten, die angebo-
tenen pränataldiagnostischen Möglichkeiten auch dann zu nutzen, wenn sie
diesen eher ablehnend gegenüberstehen, weil für sie z.B. ein Schwangerschaftsabbruch unvorstellbar ist oder sie eine "Qualitätskontrolle" ihres Kindes ablehnen. Diese Bedenken werden u.a. von Vertretern der evangelischen
Kirche geteilt, während von seiten der katholischen Kirche Pränataldiagnostik grundsätzlich nur dann befürwortet wird, wenn sie nicht im Hinblick auf
einen Schwangerschaftsabbruch eingesetzt wird (vgl.Abschn. 4.3). Auch die
Humangenetiker selbst, die die entsprechenden Methoden entwickeln, an-
wenden und darüber beraten, verschließen sich nicht diesen Bedenken (vgl.
Abschnitt 4.2).

Gemeinsam ist diesen verschiedenen Gruppierungen die Suche nach Möglichkeiten, die genetische Beratung zu verbessern und den befürchteten negativen Folgen zu begegnen. Hierfür setzt sich insbesondere auch die Aktion
Sorgenkind über den Verein zur Förderung der humangenetischen Beratung
ein. In den Empfehlungen des wissenschaftlichen Beirates der Bundesärzte-

kammer (1987) wird der Gesichtspunkt aufgegriffen, daß zunehmend Auffälligkeiten erfaßt werden können, die keine Indikation zum Abbruch einer
Schwangerschaft sein sollten, und daß auf keinen Fall der Eindruck aufkommen dürfe, bei bestimmten (schwerwiegenden) Befunden sei ein Schwangerschaftsabbruch die einzige Lösung. Ziel der Beratung solle sein, im Gespräch
mit den Eltern zu der im Einzelfall besten Entscheidung zu kommen. Die
Notwendigkeit der Beratung, ihre Orientierung am Einzelfall sowie die Ver-
meidung eugenischer Zielsetzungen wird auch in den Empfehlungen der
Enquete-Kommission des Deutschen Bundestages "Chancen und Risiken der
Gentechnologie" (1987) und einer Handreichung der Evangelischen Kirche
in Deutschland (1987) hervorgehoben. In den Empfehlungen der Enquete-
Kommission wird gefordert, genetische Beratung solle eine Voraussetzung
für Pränataldiagnostik sein und einige Tage vor der Untersuchung stattfinden. Damit sollen den Eltern Informationen und Zeit gegeben werden, das
Risiko der Untersuchung für das Ungeborene und die Mutter und den möglichen Entscheidungskonflikt bei einem pathologischen Befund zu überdenken. Die Empfehlungen dieser verschiedenen Institutionen bzw. Kommissio-
nen enstanden in Zusammenarbeit mit Vertretern der Humangenetik, und
sie teilen die hier dargestellte Einschätzung der Rolle der genetischen Beratung.

Das Ausmaß der Problematisierung dieser Gesichtspunkte variiert unter den
Befürwortern, sowohl innerhalb des Bereichs der Humangenetik als auch bei
den überweisenden Ärzten sowie bei denjenigen, die das Angebot in Anspruch nehmen. Dabei können die oben genannten kritischen Gesichtspunkte auch ganz in den Hintergrund treten oder eine andere Bewertung erfahren.

Hinter der Befürwortung von genetischer Beratung und Pränataldiagnostik
können zwei Einstellungen stehen, die sich zumindest graduell unterscheiden: 1) Möglichst viele der Eltern, die entsprechende Hilfe suchen, sollten
die Möglichkeit haben, sich in Situationen der Unsicherheit oder des Konflikts informieren, ihre Probleme besprechen und Verständnis hierfür finden
zu können. 2) Möglichst viele Eltern, bei denen ein erhöhtes Risiko für spezifische Erkrankungen oder Behinderungen besteht, sollten die Chance haben,
darüber informiert zu werden sowie über Möglichkeiten, diese frühzeitig zu
erkennen, um sich gegebenenfalls für einen Schwangerschaftsabbruch entscheiden zu können. Im ersten Fall wird die Richtung der Entscheidung sehr

viel offener gesehen. Leid wird nicht nur mit der Geburt eines behinderten Kindes in Verbindung gebracht, sondern z.b. auch mit der Konflikthaftigkeit einer Entscheidung für oder gegen einen Schwangerschaftsabbruch und dessen mögliche Folgen für die Eltern. Darüberhinaus steht weniger die Verhinderung von Leid im Blickpunkt als das Ziel, den Eltern eine Entscheidung zu ermöglichen, die sie längerfristig tragen können. Im zweiten Fall kommt der Verhinderung von Leid im Sinne der Verhinderung der Geburt eines behinderten Kindes ein deutlicheres Gewicht zu. Auch kann sich dieses Ziel sowohl ausschließlich auf die einzelne Familie beziehen als auch darüberhinaus auf die Gesellschaft.

In der Gruppe derjenigen, die genetische Beratung und Pränataldiagnostik nutzen und von ihr Hilfe erwarten, finden sich Eltern, die nicht wünschen, daß andere davon erfahren, daß und womöglich aus welchem Grund sie die genetische Beratungsstelle aufsuchten. Dies zeigt sich z.b. darin, daß diese Eltern nicht oder kaum im Verwandtenkreis darüber berichten (andere Eltern tun dies durchaus und werben eher dafür). Nun finden sich solche Tabuisierungen auch in anderen Bereichen der Beratung und der Medizin (vor allem im Bereich der Psychotherapie und Psychiatrie). Doch bei unserer Betrachtung der Rolle und der Einschätzung der genetischen Beratung in der Öffentlichkeit kommt diesem Gesichtspunkt besondere Bedeutung zu. So kann dies ein Zeichen dafür sein, daß genetisch bedingte Erkrankungen und Behinderungen als besonderer Makel empfunden werden, als eine wesentliche Beeinträchtigung des Selbstwerts. Dies wird dadurch verschärft, daß die eigene Reproduktionsfähigkeit betroffen ist. Darüberhinaus spielt möglicherweise unterschwellig auch die Einschätzung und der Umgang mit genetisch bedingten Erkrankungen während des Nationalsozialismus bei der Tabuisierung mit. In den Medien werden mögliche Gefahren molekulargenetischer Methoden kaum im Zusammenhang mit der Erkennung genetisch bedingter Erkrankungen diskutiert, dagegen relativ häufig im Zusammenhang mit der Reproduktionsmedizin unter dem Gesichtspunkt der "Retortenbabies" und der Gefahr, in das Erbgut des Menschen - züchtend- eingreifen zu können.

4.2   Kritisch-konstruktive Sichtweisen innerhalb der Humangenetik

Eine Abkehr von eugenischen Zielvorstellungen und eine Hinwendung zur individuellen Hilfestellung deutet sich Ende der 50er Jahre an (Baitsch 1958). Bis weit in die 70er Jahre ist die genetische Beratung jedoch überwiegend präventiv orientiert. Dabei finden sich innerhalb des Fachs sowohl Vertreter einer auf die Gesellschaft bezogenen Prävention als auch solche, die der individuellen Familie durch die Verhinderung behinderter Kinder Leid ersparen wollen. Eine Hinwendung zur individuellen Hilfestellung, losgelöst vom Ziel der Verhinderung von Behinderung und auch losgelöst von einer Gleichsetzung von Behinderung und Leid wird erst in den 80er Jahren deutlich. Auf diesen Wandel der Zielvorstellungen und den Zusammenhang mit Wertorientierungen in unserer Gesellschaft gehen wir andernorts näher ein (Reif und Baitsch 1986; Reif 1989). Daß auch bei einer Übereinstimmung im Grundsatz, daß die Beratung klientenzentriert sein sollte, Dissens im Hinblick auf das konkrete Vorgehen in speziellen Fällen bestehen kann, zeigt die Studie von Wertz u. Fletcher (1989; vgl. Vogel 1989).

Sowohl die Erfahrungen mit genetischer Beratung und ihren Auswirkungen, insbesondere mit der Zunahme der Pränataldiagnostik und der Problematik eines möglichen Schwangerschaftsabbruchs nach pathologischem Befund als auch die Diskussion und Zusammenarbeit der Humangenetiker mit Theologen und Sozialwissenschaftlern haben diese Hinwendung zur individuellen Hilfestellung wesentlich mitbeeinflußt. So arbeitet die Humangenetikerin Schroeder-Kurth, die in besonderer Weise zur innerfachlichen konstruktiven Kritik beiträgt, u.a. mit Vertretern der evangelischen Kirche zusammen, wie z.B. auf der 7.Synode der Evangelischen Kirche in Deutschland (Schroeder-Kurth 1988a). Sie vermittelt einen Überblick über Ethik und Medizinische Genetik in der Bundesrepublik (Schroeder-Kurth u. Hübner 1989). In Bonn entstand ein "Arbeitskreis Behindertenarbeit" ausgehend von einer Fortbildungsveranstaltung der Evangelischen Kirche im Rheinland, dem u.a. ein Humangenetiker angehörte. Dieser Arbeitskreis konzipierte ein Beratungsmodell, das Nichtgenetiker als Gesprächspartner für Eltern in Entscheidungskonflikten mit einbezieht (Eibach 1985).

In Homburg/Saar entstand ein Modell zur Betreuung von Mädchen und Frauen mit Turner-Syndrom sowie deren Eltern, das in besonderem Maße verdeutlicht, daß es der Humangenetik um individuelle Hilfestellung und nicht um die Verhinderung von Behinderung oder Auffälligkeiten geht (Nielsen et al.1988). Die Mitarbeiter dieses Projekts stellen sich auch Eltern andernorts zur Verfügung, bei denen die Pränataldiagnostik erbrachte, daß sie ein Mädchen mit Turner- Syndrom erwarten. An diesem Projekt sind eine psychotherapeutisch ausgebildete Ärztin und eine Pädagogin wesentlich beteiligt. In Ulm konnte im Rahmen eines Sonderforschungsbereichs, der sich mit psychotherapeutischen Prozessen befaßte, in Zusammenarbeit genetischer Berater mit einer Psychologin eine Studie über psychosoziale Gesichtspunkte der genetischen Beratung, über Aufgaben, Ziele und Verhalten der Berater sowie Auswirkungen auf die Klienten durchgeführt werden (Reif und Baitsch 1986). In verschiedenen genetischen Beratungsstellen arbeiten Sozialpädagogen mit, die nicht zuletzt mit ihrem Aufgabenbereich verdeutlichen, daß genetische Beratung nicht auf das Genetische beschränkt gesehen wird, und daß es auch auf eine Relativierung einer möglichen Überbetonung des Genetischen ankommt.

Die Befürchtung, daß mit der zunehmenden Anwendung der Pränataldiagnostik auf die einzelnen Eltern ein Druck, dieses Angebot wahrzunehmen, und ein möglicher nicht erwünschter Einstellungswandel gegenüber Behinderten entstehen könnte, findet sich nicht nur bei Kritikern der Humangenetik, sondern auch unter den Humangenetikern selbst (Schroeder-Kurth 1982). Nicht zuletzt aus diesem Grund wird eine individuelle Beratung vor Pränataldiagnostik und eine Bindung des Angebots dieser Methoden an Indikationen gefordert (Schroeder-Kurth 1985, 1988b; Fuhrmann 1989). Diese Bindung an Indikationen ist auch im Zusammenhang mit der Gefahr zu sehen, daß sich die medizinische Technik gegenüber dem ärztlichen Handeln verselbständigt. Vogel (1989) zeigt dies am Beispiel der "sex selection" in Indien auf, die dort zwar gesetzlich verboten ist, in Privatkliniken jedoch in großem Umfang durchgeführt werde. In den meisten Ländern, die in die Studie von Wertz u. Fletcher (1989) einbezogen wurden, zeigte sich ein Konsens, Pränataldiagnostik bei Schwangerschaften ohne spezifisches genetisches Risiko, nur zur Bestimmung des Geschlechts abzulehnen. Um einen Mißbrauch der Pränataldiagnostik im Sinne einer Geschlechtsselektion in der Bundesrepublik Deutschland möglichst zu verhindern, besteht schon seit Jahren eine Empfehlung der Fachgesellschaft, das Geschlecht des Kindes erst nach der 14. Woche den Eltern bekannt zu geben.

Mit psychosozialen, ethischen und gesellschaftspolitischen Auswirkungen setzen sich sowohl die Fachgesellschaft als auch der Berufsverband Medizinische Genetik auseinander. So fordert der Berufsverband u.a., daß jede molekulargenetische Diagnostik im Rahmen einer genetischen Beratung erfolgen muß. Auf der 20. Tagung der Gesellschaft für Anthropologie und Humangenetik in Gießen (1987) gab es neben Vorträgen zu psychosozialen Gesichtspunkten im Zusammenhang mit Pränataldiagnostik und genetischer Beratung ein Symposium zum Thema "Ethische Probleme und Grenzfragen der genetischen Beratung und pränatalen Diagnostik und die Verbesserung der Versorgung der Bevölkerung mit humangenetischen Dienstleistungen" (Schroeder-Kurth 1989). Auf der 6.Tagung der Arbeitsgemeinschaft Klinische Genetik 1988 in Erlangen gab es ein Forum "Genomdiagnostik in der BRD jetzt", in dem es um ethische und gesellschaftspolitische Aspekte ging. Auf der 1. Tagung der Gesellschaft für Humangenetik in München (1989) gab es sowohl einen Workshop zum Thema "Psychosoziale Aspekte der genetischen Beratung" als auch ein Symposium zum Thema "Ethische Probleme in der Humangenetik".

In einem der Beiträge zu diesem Symposium wird darauf verwiesen, daß die heutige Praktizierung und Akzeptanz des Schwangerschaftsabbruchs aus genetischer Indikation sich letztlich durch das Paradigma der individuellen Autonomie bei der Entscheidung zum Schwangerschaftsabbruch rechtfertige. Es werde dabei jedoch leicht übersehen, daß eine solche Entscheidung nicht unbeeinflußt von gesellschaftlichen Normen gefällt werde und daß sie in jedem Fall konflikthaft ist. Sowohl die Entscheidung zum Abbruch als auch die Entscheidung zur Fortsetzung der Schwangerschaft führe zu neuen Konflikten. Auch wird die Frage aufgeworfen, welche Funktion der genetischen Beratung innerhalb des gegenwärtigen Gesundheitssystems zukommt und welchen Einfluß die schwindenden Ressourcen für die Finanzierung unseres Gesundheitssystems haben könnten. Die heutige genetische Beratung und Diagnostik stehe zwischen unrealistischen und undifferenziert hohen Erwartungen im Hinblick auf die Sicherung einer vermeintlichen genetischen Gesundheit und tiefgehenden Befürchtungen im Hinblick auf eine Beeinflussung oder Manipulation des Fortpflanzungsverhaltens und der Stigmatisierung und Ausgrenzung Behinderter (Wolff 1989).

In diesem Zusammenhang kommt der Erklärung der Gesellschaft für Humangenetik (GfH), die sie anläßlich dieser 1. Tagung gab, Bedeutung zu.

In ihr heißt es u.a.: "Die praktische Anwendung dieser Erkenntnisse birgt jedoch die Gefahr der Diskriminierung von Menschen mit besonderen Merkmalen oder Krankheiten. Die Mitglieder der GfH lehnen deshalb eine Anwendung humangenetischer Untersuchungsmethoden mit eugenischer Zielsetzung, wie sie u.a. in den Begründungen für das Forschungsprogramm der EG: "Vorhersagende (prädiktive) Medizin: Analyse des menschlichen Erbgutes" zum Ausdruck kommt, entschieden ab. Maßstab unserer Tätigkeit bleibt das Wohl des Einzelnen und seiner Familie. das bedeutet, daß die Inanspruchnahme und Anwendung von humangenetischer Diagnostik nur nach gründlicher Aufklärung und auf freiwilliger Basis erfolgen darf und den Richtlinien ärztlichen Handelns unterliegen muß" (Kommission für Öffentlichkeitsarbeit und ethische Fragen der GfH 1989, S. 51). Die GfH sieht es als eine ihrer wesentlichen Aufgaben an, sich an der öffentlichen Diskussion über die humangenetische Forschung und Praxis zu beteiligen und einem Mißbrauch humangenetischer Erkenntnisse im Sinne einer eugenisch orientierten Gesundheitspolitik nachdrücklich entgegenzuwirken (ebd).

Neben einer qualifizierten fachlichen Ausbildung werden zunehmend auch Berater-Kompetenzen gefordert, und von den Beratern selbst Aus- und Weiterbildung in diesem Bereich gewünscht. Ansätze in diese Richtung werden bereits unternommen (vgl.Wolff u. Endres 1989); auch ergriffen einzelne Berater bereits selbst die Initative durch Teilnahme an Balintgruppen bzw. Gruppensupervision oder auch durch psychotherapeutische Zusatzausbildung.

4.3   Stellungnahmen von kirchlicher Seite

Die Position der **katholischen Kirche** kommt in der Instruktion der vatikanischen Kongregation für die Glaubenslehre über die "Achtung vor dem beginnenden menschlichen Leben und die Würde der Fortpflanzung" zum Ausdruck (Sekretariat der Deutschen Bischofskonferenz 1987; Sonnenfeld 1987): Der Schutz des menschlichen Lebens steht von seiner Empfängnis an im Mittelpunkt aller Bemühungen. Erlaubt sind nur solche Eingriffe, die ihrem objektiven Gehalt nach zur Heilung geeignet sind. Pränatale Diagnostik ist nur dann erlaubt, "wenn die angewandten Methoden - mit der Zustimmung der entsprechend informierten Eltern - das Leben und die Integrität des Embryos und seiner Mutter wahren, ohne sie unverhältnismäßigen Risiken auszusetzen. Aber sie steht in schwerwiegender Weise im Gegensatz zum Moralgesetz, falls sie - je nachdem wie die Ergebnisse ausfallen - die Möglichkeit in Erwägung zieht, eine Abtreibung durchzuführen. So darf eine Diagnose, die das Bestehen einer Mißbildung oder Erbkrankheit anzeigt, nicht gleichbedeutend mit einem Todesurteil sein. Deshalb würde die Frau schwerwiegend unerlaubt handeln, die die Diagnostik mit der bestimmten Absicht verlangte, eine Abtreibung vorzunehmen, falls die Resultate das Vorliegen einer Mißbildung oder Anomalie bestätigten. In gleicher Weise würden der Ehegatte, die Eltern oder jeder andere gegen die Moral handeln, falls sie der Schwangeren die Diagnose mit dem gleichen Ziel rieten oder auferlegten, gegebenenfalls bis zur Abtreibung zu gehen. Genauso würde sich der Spezialist der unerlaubten Beihilfe schuldig machen, der beim Durchführen der Diagnose und beim Mitteilen des Ergebnisses absichtlich dazu beitrüge, eine Verbindung zwischen vorgeburtlicher Diagnose und Abtreibung herzustellen." (Deutsche Bischofskonferenz 1987). Vorgeburtliche Diagnostik gilt nur dann als moralisch erlaubt, wenn sie auf den individuellen Schutz oder die Heilung des Embryos und des Fötus ausgerichtet ist. Auf eine individuelle Gewissensentscheidung der Schwangeren bzw. der Eltern wird in diesem Zusammenhang nicht eingegangen. Lehmann (1987) geht in seinem Kommentar zur Instruktion der Kongregation für die Glaubenslehre am Beispiel der In-vitro-Fertilisation auf die Frage nach dem Einzelfall ein. Die Instruktion bleibe bei einem grundsätzlichen Nein. Nach Überzeugung des Lehramtes sei an der Sache selbst innerlich etwas falsch. Diese falsche Qualität werde auch dadurch nicht aufgehoben, daß gelegentlich die negativen Folgen nicht eintreten. Honecker (1987) betont in seinem Kommentar zu dieser Instruktion aus evangelischer Sicht, daß in diesem Zusammenhang ein offensichtlicher Dissens zwischen evangelischer Ethik und dem Lehramt der katholischen Kirche besteht: Wie in der Handreichung der EKD zur genetischen Beratung und Pränataldiagnostik betont werde, werde von evangelischer Seite die Alternative, ein krankes Kind anzunehmen und auszutragen oder die Schwangerschaft abzubrechen, als kaum lösbarer menschlicher Konflikt betrachtet.

Zum ärztlichen Gewissen findet sich dagegen im Bericht von Sonnenfeld (1987) eine Stellungnahme. In diesem Zusammenhang wird u.a. erwähnt, daß es keine Patent-Entscheidungen gebe. Deshalb stelle das ethisch gebildete und menschlich sensibilisierte, verantwortungsvolle Gewissen die letzte, handlungsbestimmende Größe für den Arzt dar. Alle Gewissensentscheidun-

gen des Arztes seien freie und selbstverantwortliche Entscheidungen. Dies
sei eine notwendige, doch nicht hinreichende Vorausetzung für die moralische Rechtfertigung eines gentechnischen Eingriffs. Der Arzt müsse über die
moralischen Gegebenheiten informiert sein, er bedürfe einer "richtigen Auffassung der Wertordnung, die nicht durch Ideologien verzerrt" sei (Sonnenfeld, 1987, S. 1249).

Mit dem Problem "Schuld" im Zusammenhang mit einer getroffenen Entscheidung setzt sich der Moraltheologe Gründel (1981, 1984) auseinander:
Zunächst sieht er die Verantwortung des Beraters (nicht nur des genetischen,
sondern auch eines zusätzlichen geistlichen oder weiteren Beraters) nicht
darin, jemandem ein "gutes Gewissen" zu ermöglichen, sondern darin, zu einer ethischen Sensibilisierung beizutragen. Er plädiert dafür, auch dann,
wenn bei der pränatalen Diagnostik eine Schädigung des Ungeborenen festgestellt werde, die Mutter zu ermutigen, nach Möglichkeit diese Schwangerschaft auszutragen. Erfolge jedoch in einem solchen äußersten Konflikt ein
Schwangerschaftsabbruch, könne dieser zwar sittlich nicht bejaht werden,
doch sei hier der Konflikt weitaus größer, und darum wiege die vorliegende
Schuld unter Umständen geringer als bei einem Abbruch aufgrund einer
bloßen Vermutung einer Schädigung.

Der Moraltheologe Auer (1985) sieht "beträchtliche" positive Aspekte der
Pränataldiagnostik: Sie ermögliche zunächst dem weitaus größten Teil der
Risikopatientinnen, die ansonsten bis zur Geburt ihres Kindes in Angst leben
müßten, eine für ihr Gesamtbefinden höchst bedeutsame Entlastung. Zum
zweiten werde durch die pränatale Diagnostik die Zahl der Geburten eindeutig gefördert. Zur Frage der Verantwortbarkeit eines Schwangerschaftsabbruchs differenziert Auer pathologische pränataldiagnostische Befunde in 4
Gruppen. Als verantwortbar betrachtet er einen Schwangerschaftsabbruch
nur in dem Fall, wenn es sich wie bei der Anenzephalie um einen "gänzlich
mißformten Fetus handelt, dem das biologische Substrat für geistige Voll-
züge definitiv ermangelt", da man nicht von "Personalität und darum auch
nicht von Tötung eines Menschen" sprechen könne. Hier gebe es "keinen
Anspruch auf Leben" (Auer, 1985, S.193).

Hier findet eine Bewertung des Lebenswertes des Ungeborenen statt, die anson-
sten sowohl von ethisch, als auch von politisch, juristisch und wissenschaftlich
argumentierender Seite ausdrücklich vermieden wird. Zudem zeigt die kritische

Diskussion, die in der Zwischenzeit im Zusammenhang mit einer möglichen Organspende durch Anenzephale stattfand, die Problematik einer solchen Bewertung.

In den Fällen schwerer, nicht behebbarer Schädigung ohne Überlebenschance spricht sich Auer gegen einen Schwangerschaftsabbruch aus, während Gründel (1981) und Böckle (1981) einen Schwangerschaftsabbruch in einem solchen Fall als sittlich gerechtfertigt zu verstehen versuchen.

Im übrigen sieht Auer die Aufgabe des Ethikers in der Mitwirkung bei der Erarbeitung von Kriterien, die sittlich richtiges und sittlich falsches Handeln unterscheiden lassen, nicht jedoch darin, konkretes menschliches Handeln auf seine moralische Qualität als sittlich gutes oder sittlich böses Handeln zu bewerten. Hieraus ergibt sich wiederum - wie bereits im Zusammenhang mit der Instruktion der Kongregation für Glaubenslehre - die Frage, wie die katholische Kirche bzw. der einzelne Geistliche Betroffenen bzw. in der Konfliktsituation stehenden Eltern Hilfestellung geben kann. Im Zusammenhang mit Erwartungen hinsichtlich konkreter Handlungsrichtlinien an den Ethiker, die er gar nicht bieten könne, findet sich folgender Hinweis: "Nicht nur die philosophischen Ethiker, sondern auch die Theologen können auf der Basis ihrer Vorausetzungen nur selten in ungezwungener Weise konkrete Handlungsmaximen für die Problemfelder der genetischen Beratung, der Forschung und der Fortpflanzugsmedizin -ja der medizinischen Ethik überhaupt! - formulieren" (Ritschl 1989, S.130). Er nennt hierfür eine Begründung, die im Zusammenhang mit der Instruktion der Kongregation für Glaubenslehre hilfreich wäre: Ethische Entscheidungskriterien beruhen zwar auf einigen generellen Grundsätzen beruhen, in ihrer Konkretion müssen sie jedoch jeweils im verantwortlichen Diskurs gewonnen werden.

In der konkreten Beratungssituation vor Chorionzottenbiopsie oder auch nach einem pathologischen Befund berichteten Schwangere bzw. Eltern in Einzelfällen von sich aus, daß sie einen Schwangerschaftsabbruch mit ihrem Glauben vereinbaren könnten, während eine andere katholische Mutter nach einem schwer zu verarbeitenden Schwangerschaftsabbruch (das erwartete Kind war so schwer behindert, daß es kaum überlebensfähig gewesen wäre) meinte, sie könne von der Kirche, von ihrer Gemeinde, von ihrem Priester keine Hilfestellung erwarten; sie könne dort ihr Problem nicht ansprechen.

Der ökumenische Rat der Kirchen (1973, vgl. Gründel, 1981) geht davon aus, daß die Entscheidung zur Pränataldiagnose und gegebenfalls zu einem Schwangerschaftsabbruch wie alle schwerwiegenden Entscheidungen letztlich vom einzelnen nach bestem Wissen und Gewissen zu treffen ist. Die Last der Entscheidung dürfe jedoch nicht allein den Eltern und Beratern überlassen bleiben.

Die 7.Synode der **Evangelischen Kirche** in Deutschland fordert, daß das Bewußtsein in Kirche und Öffentlichkeit weiter verstärkt werden müsse, "daß es sich in den straffrei gestellten Fällen des Schwangerschaftsabbruchs nicht um eine prinzipielle Einschränkung des Schutzes für das ungeborene Leben handelt, sondern um das notwendig unvollkommene Bemühen, nicht auflösbare Konfliktsituationen zu regeln" (EKDTexte 20,1987, S. 7). Diese Synode bezieht sich wesentlich auf die vom Rat der Evangelischen Kirche in Deutschland herausgegebene Handreichung "Von der Würde werdenden Lebens" (EKDTexte11, 1985). Hierin heißt es zu genetischer Beratung und Pränataldiagnostik: Allen erblich belasteten Personen und Familien sei eine humangenetische Beratung zu empfehlen; sie dürfe jedoch nicht verlangt werden, sie könne immer nur freiwillig sein. Vor einer Schwangerschaft könne sie dazu beitragen, durch einen Verzicht auf Kinder, genetisch bedingte Krankheiten zu verhindern. Die Entscheidung für eine "Schwangerschaft auf Probe", mit der Absicht, sie abzubrechen, wenn tatsächlich eine Fehlbildung diagnostiziert wäre, wiege schwer, selbst dann, wenn eine Fehlbildung äußerst unwahrscheinlich wäre. Es sei ethisch bedenklich, wenn menschliches Leben hervorgerufen und getestet werde in der Absicht, es bei Vorliegen einer Schädigung zu töten.

Bei der genetischen Beratung während der Schwangerschaft müßten die Eltern darauf vorbereitet werden, daß die Ergebnisse der Pränataldiagnostik sie in einen Entscheidungskonflikt stellen können. Beratung solle gewährleisten, daß das Lebensrecht auch des behinderten Kindes gewürdigt wird und mit der Pränataldiagnostik nicht automatisch die Entscheidung für einen Schwangerschaftsabbruch im Falle einer festgestellten Fehlbildung verbunden wird. Stehe fest, daß ein Kind mit einer Krankheit oder Fehlbildung erwartet wird, müsse die Beratung verdeutlichen, daß es sich bei den Alternativen, ein krankes Kind anzunehmen und auszutragen oder die Schwangerschaft abzubrechen, um einen kaum lösbaren menschlichen Konflikt handelt. Die Meinung, von Geburt an mißgebildete oder schwerstbehinderte Menschen dürften nicht geboren werden, sei ethisch nicht akzeptabel und mit dem christlichen Glauben unvereinbar. Neben der schwierigen Abwägung zwischen Schuld, Leidübernahme und Leidzumutung gehe es um ein Abwägen der Fähigkeit der Eltern bzw. der Familie, das Schicksal eines kranken Kindes mitzutragen. Beratung könne nur individuell erfolgen und müsse sich am Einzelschicksal der Familie orientieren. Es müsse selbstverständlich sein, daß auch bei einer Entscheidung zum Schwangerschaftsabbruch eine Nachbetreuung und Begleitung erfolgt. Auf der 7. Synode wird dementsprechend gefordert, die Mitarbeiter in der humangenetischen Beratung brauchten bei ihrer verantwortungsvollen Aufgabe, Menschen in Krisensituationen zu begleiten, zusätzliche Angebote in der Aus-, Fort-und Weiterbildung.

Der evangelische Theologe und Biologe Eibach (1978) hält eine "rein individualistische" Lösung des Konflikts und eine nur am Einzelschicksal der Familie orientierte genetischen Beratung für unzureichend. Der soziale Kontext, in dem die pränataldiagnostischen Methoden angewendet werden und auf den sie zurückwirken, müßten berücksichtigt werden. Bei der rein individualistischen Lösung seien die Eltern mit einer sie überfordernden Entscheidung belastet. Weder das rigorose Verbot einer Abtreibung behinderter Kinder noch das Übertragen aller Entscheidungsbefugnis werde der Komplexität der genetischen Beratung und ihren Problemen gerecht.

1986 setzt er sich näher mit dieser Problematik auseinander. So verweist er einerseits darauf, daß bei einer theologischen Beurteilung Argumente, die den Lebenswert in Frage stellen, auszuscheiden hätten, die Bewahrung versehrten Lebens Vorrang habe vor seiner Zerstörung. Andererseits rückt er jedoch auch die Belastung für die Familie, die zum untragbaren Leiden werden könne, an dem Ehen und Familien zerbrechen, in den Blickpunkt. Die ethische Argumentation dürfe nur auf die Untragbarkeit des Leidens für das behinderte Kind und seine Familie abheben. Mit der Begründung, daß besonders die Eltern die Sorge für ein behindertes Kind zu tragen hätten, wird die Entscheidungsbefugnis über den Schwangerschaftsabbruch in erster Linie bei ihnen gesehen. Genetische Beratung habe die Eltern zu einer verantwortlichen Entscheidung auf der Basis möglichst guter Kennntisse zu befähigen. Dabei könne es sinnvoll und erforderlich sein, in der Behindertenarbeit erfahrene Personen verschiedener Berufsgruppen zu beteiligen. Werde bei begründetem Risiko für die Geburt eines behinderten Kindes eine vorgeburtliche Diagnose ins Auge gefaßt, könne den Eltern die rechtzeitige Auseinandersetzung mit der Möglichkeit einer Behinderung vor der Diagnose und die damit gegebene Beunruhigung nicht erspart werden, wenn die Diagnose nicht automatisch einen Abbruch nach sich ziehen soll. Weniger im Beratungsprozeß selbst als im Vorfeld der doch eher individuell orientierten Beratung seien vom Berater auch die Auswirkungen der Methoden auf die gesellschaftlichen Einstellungen gegenüber Behinderten zu bedenken.

4.4 Zur Kritik der genetischen Beratung durch Betroffene

In diesem Abschnitt gehen wir näher auf die Sichtweisen einiger Behinderterinitiativen und Frauengruppen ein sowie auf Berichte einzelner direkt oder indirekt durch die genetische Beratung oder die Pränataldiagnostik Betroffener. Die Einschätzung der genetischen Beratung und der Pränataldiagnostik durch die Eltern unserer Studie, die zur Beratung vor Chorionzottenbiopsie in die Beratungsstelle in Ulm kamen, findet sich in den Abschnitten 5.7.2 und 5.7.4). Diese Eltern gehören den hier dargestellten Gruppierungen nicht an; auch scheinen sie mit deren Kritik nicht oder kaum vertraut. Ob und inwieweit jedoch Eltern, die sich gegen Pränataldiagnostik entscheiden, diese Sicht vertreten oder dadurch beeinflußt werden, muß vorerst offen bleiben.

Die bereits im Zusammenhang mit der Sicht der Kirchen und innerhalb der Humangenetik angesprochene Sorge, die Einstellung gegenüber Behinderten könne durch genetische Beratung und Pränataldiagnostik negativ beeinflußt werden und gesellschafts- und gesundheitspolitische Konsequenzen nach sich ziehen, steht hier im Vordergrund. Auch wendet sich die Kritik vor allem gegen eine "Qualitätskontrolle" und eine "Qualitätsauslese". Es werden Zusammenhänge gesehen mit den verheerenden Auswirkungen eugenischen Denkens während des Nationalsozialismus. In den 70er Jahren und noch bis in das Jahr 1980 publizierte, auf die Gesellschaft ausgerichtete, präventive Zielvorstellungen genetischer Beratung und Kosten-Nutzen-Berechnungen haben sicher zu dieser Sicht beigetragen, und sie werden auch immer wieder als Belege für die Kritik herangezogen.

Auf den Wandel der Zielvorstellungen in der genetischen Beratung und auf die z.T. vorhandene Widersprüchlichkeit und Ambivalenz hinsichtlich der Aufgaben und Ziele der genetischen Beratung heute gehen wir andernorts ein; Reif u. Baitsch 1986; Reif 1989).

So begründen Sierck und Radtke (1984) ihre Sicht, daß genetische Beratung die Diskriminierung der Behinderten verstärkt, mit dem Wissen um den Umgang mit Behinderten während des Nationalsozialismus, der gängigen Gleichsetzung von Leid und Behinderung in Begründungen für genetische Beratung sowie der täglichen Erfahrung, daß Behinderten Ablehnung entgegengebracht wird.

Der "**Bundesweite Zusammenschluß der Krüppel- und Behinderteninitiativen**" veröffentlichte eine Erklärung unter dem Titel "Wi(e)der die Pflicht zum gesunden Kind?". Darin heißt es, daß öffentliche Aufforderungen an die Adresse künftiger Eltern immer lauter und drängender würden, sie sollten humangenetische Beratung in ihre Familienplanung einbeziehen. Genetische Beratung forciere eine Lebensweise, nach der nur ein von fremder Hilfe unabhängiges und weitgehend schmerzfreies Dasein Glück und Zufriedenheit verspreche. Behindertsein werde nicht als eine von vielen Lebensformen akzeptiert, sondern ausschließlich mit Leid und Unglück gleichgesetzt, die es zu vermeiden gelte. Daher schüre die genetische Beratung verfestigte Vorurteile und diskriminierendes Handeln gegenüber behinderten Menschen. Unter dem Einfluß genetischer Beratung zeichne sich die Tendenz zu "eugenischer Gesinnung" ab. Werde diese Entwicklung nicht gestoppt, stünden Eltern zukünftig vor der Pflicht zum nichtbehinderten Kind.

Hinsichtlich eines negativen Einflusses muß wiederum deutlich zwischen genetischer Beratung einerseits und der Möglichkeit zur Pränataldiagnostik andererseits unterschieden werden. Auch wenn in der genetischen Beratung, wie z.B. in Ulm, nicht von einer ausschließlichen Gleichsetzung von Behinderung und Leid ausgegangen wird, stehen die Schwangere bzw. die Eltern, denen die Pränataldiagnostik zur Verfügung steht, in einer besonderen Situation. Sie haben die Möglichkeit über das Leben des (ungeborenen) Kindes zu entscheiden, wenn eine schwerwiegende Beeinträchtigung nachgewiesen wird. Manche Schwangere drücken dies folgendermaßen aus: "Ja, wenn das Kind schon geboren ist, würde ich, müßte ich schon irgendwie damit fertig werden;, aber da ich nun entscheiden kann.--"

Bei Eltern, die keinerlei Erfahrung mit der jeweiligen Behinderung haben, ist es keine leichte Aufgabe und wohl nur sehr begrenzt möglich, ihnen ein Bild der Behinderung und des möglichen Lebens mit diesem Kind zu vermitteln. Die El-

tern sollen jeweils aufgrund ihrer eigenen Erfahrungen und der vermittelten In-
formation zu einer Einschätzung ihrer Situation gelangen, die ihnen eine Ent-
scheidung ermöglicht, zu der sie langfristig stehen und die sie langfristig tragen
können. U.a. deshalb wird von den Beratern gerade die Beratung von Eltern, die
noch keine Erfahrung mit der Behinderung bzw. den Behinderungen haben, um
die es jeweils geht, für besonders schwierig gehalten.

Befunde einer Befragung von Müttern behinderter Kinder mögen dies verdeutli-
chen: Es zeigte sich, daß die meisten dieser Familien mit ihren behinderten Kin-
dern längerfristig "ein normales, zufriedenes Leben führen, das nicht von so-
zialer Isolation, Überforderung und psychischem Elend gekennzeichnet ist"
(Nippert 1989, S. 142). Die von der Behinderung ausgehende Belastung werde
von Außenstehenden eher überschätzt. Zunächst hätten auch diese Eltern mit
Schock, Unglauben, Enttäuschung, Ablehnung, Trauer, Hilflosigkeit und Angst
reagiert, hätten zu Anfang gemeint, die Belastung sei unerträglich und kaum zu
bewältigen. Es habe ihnen zunächst das Wissen um die Behinderung und um
das Leben mit einem behinderten Kind gefehlt. Statt dessen hätten sie über "ein
Set negativer sozialer Stereotype und stigmatisierender Zuschreibungen, die sie
mit ihrem sozio-kulturellen Umfeld teilen" verfügt (Nippert, S.29). Nippert geht
daher von der Annahme aus, daß Schwangere ohne eigene Erfahrung mit Be-
hinderten aufgrund internalisierter negativer sozialer Stereotype Belastungen
antizipieren, die ihnen nicht bewältigbar erscheinen, und daß sie deshalb einen
Schwangerschaftsabbruch wünschen.

Besorgt zeigen sich die Verfasser der Presseerklärung der Krüppel- und
Behinderteninitiativen darüber, daß ihre Kritik nicht von anderen Behinder-
tenvereinigungen geteilt wird, wie der Lebenshilfe, der Psoriasis-Vereinigung
und der Gesellschaft zur Bekämpfung der Muskelkrankheiten, die ihren Mitgliedern sogar die Nutzung von genetischer Beratung und genetischer diagnostischer Methoden empfehlen würden. Auf der anderen Seite wird in der
Erklärung betont, es gehe nicht darum, das Recht der Frau, sich für oder gegen ein Kind zu entscheiden, einzuschränken (Psychologie und Gesellschaftskritik 1986 S.39/40; Sozialmagazin 1987/2).

Wie bereits verdeutlicht, spielen genetische Beratung und Pränataldiagnostik
eine andere Rollen, wenn die Eltern mit der Erkrankung oder Behinderung, um
die es geht, vertraut sind. So kann z.B. die Lebenshilfe auf der einen Seite gegen-
über ihren Mitgliedern (die ja mit Behinderung und mit dem Leben mit Behin-

derten vertraut sind) genetische Beratung und gegebenenfalls pränataldiagnosti-
sche Methoden befürworten, und auf der anderen Seite negative Auswirkungen
der Pränataldiagnostik auf die Einstellung gegenüber Behinderten befürchten.

In der Erklärung einer Elterninitiative des Arbeitskreises Down-Syndrom
e.v. (1989) wird die große Betroffenheit über die von diesen Eltern wahrge-
nommenen Tendenzen, Lebensrecht und Lebensqualität für bestimmte
Menschen in Frage zu stellen, deutlich. Diese Eltern fordern die Unantast-
barkeit allen menschlichen Lebens ohne jede Einschränkung; sie wenden sich
gegen Aussonderung, auch vor der Geburt.

Viele Eltern eines Kindes mit Down-Syndrom gelingt die Anpassung an ihre Si-
tuation. Sie kennen nicht nur die Probleme und Belastungen, die mit einer Be-
hinderung oder Einschränkung verbunden sind, sondern auch die Bereiche-
rungen. Sie erleben die Entwicklungsmöglichkeiten ihres Kindes, das sie schät-
zen und lieben. Für viele dieser Eltern ist die Vorstellung nur schwer ertragbar,
daß andere Eltern eine Schwangerschaft abbrechen, wenn sie ein Kind mit
Down-Syndrom erwarten, und daß die Pränataldiagnostik vor allem aus dem
Grund angeboten wird, daß das Down-Syndrom erkannt werden kann. Andere
Eltern eines Kindes mit Down-Syndrom zeigen dagegen Verständnis dafür und
entscheiden sich auch selbst bei einer weiteren Schwangerschaft für die
Pränataldiagnostik. Manchen Eltern kommt dies zwar wie eine Art Verrat am
lebenden, geliebten Kind mit Down-Syndrom vor, doch trauen sich nur wenige
Eltern zu, zwei behinderten Kindern gerecht werden zu können. Der Gesichts-
punkt, ob Eltern eines behinderten Kindes noch weitere Kinder wünschen oder
ob ihre Familienplanung bereits abgeschlossen ist, beeinflußt möglicherweise
ihre Bewertung der Pränataldiagnostik mit.

Über ihre Erfahrung als **35jährige Schwangere** mit der Einflußnahme des betreuenden Frauenarztes im Zusammenhang mit einer Amniozentese berichtet Schindele in einer differenzierten Beschreibung und Stellungnahme zur
Problematik von genetischer Beratung und Pränataldiagnostik in in der TAZ
vom 29.1.1987. Ihr wurde dabei der Einfluß von seiten der Rechtsprechung
deutlich. Sie erwähnt einen Fall, in dem sich eine 35jährige Mutter durch ihre
Ärztin nicht "eindringlich genug" auf die Amniozentese hingewiesen sah. In 2.
Instanz sei die Ärztin dazu verurteilt worden, lebenslang Unterhalt und Be-
handlungskosten für das Kind mit Down-Syndrom dieser Frau zu zahlen.
Wenige Monate nachdem über diesen Fall berichtet worden sei, habe sie

selbst ihrem Frauenarzt als 35jährige Schwangere unterschreiben müssen, daß sie über die Amniozentese aufgeklärt worden sei, daß sie die Amniozentese trotzdem ablehne und alle Konsequenzen trage. Sie habe dies als Nötigung empfunden, ihr Arzt als Schutz vor finanziellen Forderungen ihrerseits. Was von der Mutter eines behinderten Kindes als Recht auf ein gesundes Kind eingeklagt worden sei, könne schnell zu einem Zwang zur Pränataldiagnostik, zur Abtreibung behinderten Lebens, werden.

Ein Urteil des OLG Düsseldorf (1988) sieht eine generelle und umfassende ärztliche Beratungspflicht allein wegen des Lebensalters der Frau jedenfalls dann gegeben, wenn die Schwangere das 40. Lebensjahr bereits vollendet hat, da sie dann nach ärztlicher Erfahrung (Stand 1980) einem drastisch erhöhten Risiko ausgesetzt sei. Der Arzt müsse über die Fruchtwasseruntersuchung umfassend und sachlich zutreffend beraten. Letztlich müsse die Frau verstehen, daß die Fruchtwasseruntersuchung wegen des erhöhten Schädigungsrisikos geboten sei. Schließlich verstößt -laut diesem Urteil- der Arzt gegen seine vertragliche Beratungspflicht, wenn er aus ethischen und moralischen Erwägungen die Risiken der Fruchtwasserentnahme warnend herausstellt und sie nicht in einen medizinisch einwandfreien Gesamtzusammenhang bringt. In diesen Formulierungen sind Bewertungen enthalten ("drastisch erhöht", "geboten"), die einer umfassenden und sachlich zutreffenden Beratung eher entgegenstehen. Ob die aufgrund des Alters gegebene Erhöhung des Risikos als drastisch empfunden wird, hängt von den jeweiligen Eltern ab, ebenso die Bewertung, ob eine Fruchtwasseruntersuchung geboten ist oder nicht. Diese Bewertung wird im übrigen nicht nur von den Risiken bestimmt, sondern z.B. auch von den Wertorientierungen der Eltern. Auch ob der -sachlich erforderliche- Hinweis auf die Risiken der Fruchtwasseruntersuchung als Warnung wahrgenommen wird, hängt nicht nur von der Formulierung des Beraters ab, sondern von der Bedeutung des Risikos einer Fehlgeburt für die Eltern. (Zu zwei Urteilen des Bundesgerichtshofs zur Haftpflicht von Ärzten mit Auswirkungen auf die Betreuung Schwangerer vgl. auch Wuermeling 1984).

Schindele betont, es gebe in der Diskussion um pränatale Diagnostik keine einfachen Antworten oder gar Lösungen, da es dabei um konkurrierende Werte gehe. Diesen Konflikt müsse jede Frau für sich selbst klären. Sie halte es für falsch, pränatale Diagnostik per se abzulehnen; das große Beratungsbedürfnis von Frauen müsse ernst genommen werden. Die Schließung der genetischen Beratungsstellen werde dieses Bedürfnis nicht beseitigen, sondern diesen Bereich in die privaten Praxen verlagern, der sich einer öffentlichen Kontrolle völlig entziehe. Ethische Fragen würden dann überhaupt keine Rolle mehr spielen. Neben der Diskussion alternativer Beratungsangebote hält sie eine Diskussion mit den Wissenschaftlern und Beratern selbst für erforderlich. Auch Schindele greift den Gesichtspunkt der Veränderung von Einstellungen durch die Pränataldiagnostik auf; es enstünden neue Normen, denen alle Mütter und Väter ausgesetzt seien, unabhängig davon, wie sie genetische Beratung einschätzten. Es werde nicht nur der Anspruch auf ein "einwandfreies Kind" erzeugt, sondern auch eine diffuse Angst geschürt, ein "nicht einwandfreies Kind" zu gebären.

Bereits in einem früheren Beitrag versuchte sie, am Beispiel der Pränataldiagnostik und der Reproduktionsmedizin aufzuzeigen, wie sich das Verhältnis zu Schwangerschaft und Geburt bereits verändert habe. Die bei jeder Frau vorhandene Sorge im Verlauf der Schwangerschaft werde zu häufig im Wunsch nach der Amniozentese "kanalisiert". Es seien vor allem Lehrerinnen und Sozialarbeiterinnen, die auf "Nummer sicher gehen" wollten. Dabei bedeute die Amniozentese kein Garantieschein für ein gesundes Kind. Trotzdem habe sich die Entscheidung "Kind ja oder nein" in die Frage verwandelt, ob gerade dieses bestimmte Kind erwünscht sei oder nicht. Und diese Entscheidung werde schon heute im wesentlichen "von Technik und Testergebnissen" bestimmt.

Auch verweist Schindele auf die Problematik, daß die Begriffe Krankheit und Behinderung auch von gesellschaftlichen Normvorstellungen geprägt sind. Sie nennt als Beispiel, daß in Indien und China das weibliche Geschlecht Grund für einen Schwangerschhaftsabbruch sei. In der Bundesrepublik habe dagegen die Gesellschaft für Anthropologie und Humangenetik ihren Mitgliedern empfohlen, das Geschlecht erst nach der 13. Woche mitzuteilen.

Schließlich geht sie auf die Illusion ein, durch genetische Analyse und selektive Abtreibung würden künftig nur noch gesunde Kinder zur Welt kommen. Sie hält sie für gefährlich, da "genetische Lösungsvorschläge" von notwendigen sozialpolitischen Programmen oder der Problematik der Umweltverschmutzung ablenken würden. Angesichts übermächtig erscheinender Probleme werde die Zuflucht bei den Genen gesucht. Angesichts der verbreiteten Vorstellungen vom Traumkind bedürfe es keines Zwangs. Wenn es Techniken gebe, um diesen Idealen näher zu kommen, "werden wir es vielleicht in einigen Jahren als Ausdruck von Elternliebe ansehen, wenn wir uns ihrer bedienen". (Schindele, 1985, S.19).

Weniger differenzierte Kritik als Unterstellung findet sich in der Frankfurter Fachhochschulzeitung (1985/25) unter der Rubrik Frauenforschung, Frauen-lehre, Frauenstudium: "Die humangenetischen Beratungsstellen propagieren gentechnologische Untersuchungen - die Amniozentese oder im Versuchs-stadium die Chorionbiopsie - zur Früherkennung von Behinderungen, um dann entsprechend zur Abtreibung zu raten. Worüber sie sich anscheinend keine Gedanken machen, sind die Folgewirkungen dieser "Vorsorge". Wird damit nicht notgedrungen eine Wertverschiebung zuungunsten aller Behin-derten vonstatten gehen, die die Behinderung zum selbstgewählten Problem werden läßt, das frau in Zukunft allein zu verantworten und zu bezahlen hat?" (Wüstenberg, 1985, S.23).

Hier wird der genetischen Beratung unterstellt, daß sie einseitig Pränataldiagno-stik und Schwangerschaftsabbruch propagiert und sich nicht um mögliche Kon-sequenzen bekümmert. Dies steht im Widerspruch zum heutigen Selbstverständ-nis der genetischen Beratung (vgl. 3.1, 3.2 und 4.2). Im Einzelfall kann die Be-ratung durch bestimmte Berater auch anders ausfallen, zumindest von den El-tern anders wahrgenommen werden. Die Einschätzung der Beratung durch die Eltern in unserer Studie findet sich in den Abschn. 5.7.3 und 5.7.5)

Ebenfalls weniger konstruktive als destruktive Kritik wird in einer Arbeits-gruppe des Kongresses "**Frauen gegen Gentechnik und Reproduktionstech-nik**" deutlich: Genetische Beratungsstellen werden als künftige Selektions- und Kontrollinstrumente gesehen und der Schluß gezogen,"daß - selbst unter der Berücksichtigung des Wunsches einer Frau nach Chromosomenanalyse - die humangenetischen Beratungsstellen überflüssig und abzuschaffen sind" (Zimmermann 1986, S.168). Auch auf einer parallel zum 7. Internationalen Humangenetik-Kongreß in Berlin von Frauengruppen veranstalteten Tagung wurde für die Abschaffung bzw. für den Verzicht auf Genetische Beratungs-stellen plädiert (Stuttgarter Zeitung, 23.9.1986).

Hier treffen wir auf die Problematik, daß Frauengruppen, die einerseits für die Autonomie der Frau eintreten, ihr andererseits die Möglichkeit nehmen wollen, sich zu informieren, wenn sie es will.

Die **Frauen** des **"feministischen Frauen Gesundheits Zentrums"** in Berlin vertreten eine differenziertere Sicht: "Ohne Vorwürfe an die einzelne Frau, die sich zu einem solchen Schritt entschließt und ohne die schwierige Situation von Frauen mit behinderten Kindern in dieser Gesellschaft, die Frauen als Grund für ihre Entscheidung anführen, zu verkennen, sind wir der Auffassung, daß eine Frau allein darüber entscheiden kann und soll, **ob** sie ein Kind möchte. Wir halten es für nicht zulässig und für politisch falsch, über die **Qualität** eines Kindes entscheiden zu wollen. Wir lehnen also einen Abbruch aus eugenischen Gründen, um keine Krüppel zu bekommen oder weil der Embryo das "falsche" Geschlecht hat, ab" (Groth 1988, S.25).

Der explizite Gebrauch des Begriffs "eugenisch" und dessen historische Bedeutung, vor allem dessen Auswirkungen während des Nationalsozialismus, sollen diese Sicht begründen. Mithilfe der Pränataldiagnostik werde die Angst von Frauen und Männern vor behinderten Kindern dazu ausgenutzt, um an Frauen zu experimentieren und neue Techniken der Qualitätskontrolle durchzusetzen. Frauen würden diese Maßstäbe übernehmen, die sich an Leistungsfähigkeit orientieren, so daß die "eugenische Indikation", die als Zwangsmaßnahme in einem totalitären Staat eingerichtet worden sei, heute freiwillig von den allermeisten Männern und Frauen befürwortet, ja, für ihr Recht gehalten werde. Leistungsfähigkeit werde über Qualitätskontrollen durchzusetzen versucht, und Qualität heiße NichtBehinderung. Solche Maßstäbe würden Behinderte, aber auch Schwache und Kranke, ausgrenzen (Groth 1988).

Auch **in der Schweiz** findet eine analoge Diskussion statt. In diesem Zusammenhang führten Leuzinger u. Rambert Gespräche mit 10 schwangeren Frauen im Alter von über 35 Jahren verschiedener sozialer Herkunft über pränatale genetische Diagnostik. In ihre kritische Auseinandersetzung mit der Pränataldiagnostik beziehen sie neben eigenen Erfahrungen und Diskussionen in der **linken Frauenszene** die Erfahrungsberichte dieser 10 Frauen mit ein und belegen ihre Ausführungen mit Zitaten hieraus. So findet sich das Zitat "wenn solche Untersuchungen als Möglichkeit schon da seien, dann sollte man sie eigentlich benützen" (1987, S.71). Die Beispiele verweisen im übrigen darauf, daß sich der jeweilige Hausarzt diesen Untersuchungsmöglichkeiten gegenüber eher zurückhaltend zeigte, der Gynäkologe dagegen wohl überwiegend befürwortend und recht direktiv.

Leuzinger u. Rambert stellen heraus, daß die Medizin schon vor der Einführung der pränatalen genetischen Tests ihren Anspruch, vorbeugend zu wir-
ken, "verraten" habe durch die Eliminierung des Krankheitsträgers selbst,
und zwar in Form eines Schwangerschaftsabbruchs, wenn die Mutter an
Röteln oder Toxoplasmose erkrankt war. Qualitativ neu sei, "daß die Medizin, gerüstet mit der notwendigen Technik, es als wünschenswert betrachtet,
genetisch geschädigte Embryonen auszumerzen." So werde routinemäßig und
unter der Bezeichnung "Prävention" "systematische, diskriminierende Selektion von Leben" betrieben (S.73). Das Urteilen über den Lebenswert von
Leben werde damit gesellschaftlich akzeptabel.

*In der Bundesrepublik Deutschland ist man dagegen außerordentlich darum
bemüht, Pränataldiagnostik und Schwangerschaftsabbruch aus kindlicher Indikation von einer Lebenswertdiskussion freizuhalten bzw. zu verdeutlichen, daß
es hierbei nicht um eine Beurteilung von Lebenswert geht. So wird im § 218 über
die "Zumutbarkeit" für die Mutter argumentiert; auf theologischer Seite findet
sich der Begriff "Tragbarkeit" (Eibach, 1986).Die Frage nach Indikationskatalo-
gen (bei welchen Erkrankungen bzw.Behinderungen besteht Konsens darüber,
daß eine Indikation für einen Schwangerschaftsabbruch gegeben ist) blieb un-
beantwortet, nicht zuletzt aus der Sorge heraus, daß auf diese Weise über den
Lebenswert des Kindes entschieden werde. Mit der Argumentation über die Zumutbarkeit für die Mutter handelt es sich weniger um eine "kindliche" als um
eine "mütterliche" Indikation.*

Leuzinger und Rambert zeigen weiterhin auf, daß auch die Ultraschalluntersuchung, zur Mißbildungsdiagnostik eingesetzt, zu den gleichen Konsequenzen führt wie die Amniozentese und die Chorionzottenbiopsie. Aus ihrer
Sicht hat die Entwicklung solcher Tests dem eugenischen Gedanken "Kranke
seien systematisch auszumerzen", wieder Auftrieb gegeben (S.74).

Kritisiert wird auch, daß die Anwendung dieser Techniken "weitab von einer
persönlichen, sinnlich überprüfbaren Beziehung, irgendwo in einem Labor"
stattfinde (S.74) und daß ihren Gesprächspartnerinnen der Zweck der verschiedenen Untersuchungen während der Schwangerschaft meistens unbe-
kannt und undurchschaubar gewesen sei. Eine der Frauen habe erst bei der
Untersuchung erfahren, daß der Befund erst nach 3-4 Wochen vorliegt.
Kaum eine Frau wisse, daß ein Schwangerschaftsabbruch bei einem pathologischen Befund nach der Amniozentese in einem künstlich eingeleiteten,

qualvollen, Stunden dauernden Geburtsakt, einem "zu Tode gebären" bestehe. Mit der Chorionzottenbiopsie werde der Schwangerschaftsabbruch dagegen zu einer Verschleierung des Selektionsaktes: Aus einer vorgezogenen Geburt werde eine Auskratzung der Gebärmutter. Man könne sich unter den gegebenen Bedingungen über die heutigen Techniken kaum ein Urteil bilden; die Verantwortung über ihren Körper liege nicht mehr bei den Frauen; sie müßten sich einer männerdominierten Medizin ausliefern.

Keine dieser Frauen hatte offensichtlich vor der Untersuchung eine ausführliche Aufklärung oder die Möglichkeit erhalten, in einem Beratungsgespräch das Für und Wider abzuwägen. Wie schon deutlich wurde, wird in der Bundesrepublik einer solchen Aufklärung, möglichst im individuellen Gesprächen, besondere Bedeutung zugemessen. Dabei geht es u.a. darum, das, was in der Frauenklinik bei der Entnahme und danach im Labor geschieht, den Eltern verständlich zu machen (vgl. 5.2.3).

Sehr bedenkenswert erscheinen mir folgende Überlegungen der Autorinnen: Das Angebot der Pränataldiagnostik treffe die Frauen psychisch in einer spannungsreichen Zeit. Dies entspricht den Ausführungen von Gloger-Tippelt (1988), die die ersten 12 Wochen der Schwangerschaft als eine Phase der Verunsicherung bezeichnet (vgl Abschn. 2.2.2). Das Angebot der Pränataldiagnostik stelle eine möglicherweise gelungene Angstabwehr in Frage. Der Optimismus "mein Kind ist gesund", dem sich eine Frau früher schicksalhaft anvertraut habe, brauche nun Verstärkung. Sich nicht (mithilfe der Pränataldiagnostik über den Gesundheitszustand des erwarteten Kindes) zu informieren, bedeute mehr Energie in die Angstabwehr stecken zu müssen. Durch das Angebot der Pränataldiagnostik würden einerseits Ängste aktualisiert, die sie andererseits zu beseitigen vorgebe. Auch wir haben schon erlebt, daß Schwangere erst durch das Angebot der Pränataldiagnostik so verunsichert wurden, daß sie glaubten, sie nun in Anspruch nehmen zu müssen, andererseits jedoch wünschten, sie hätten nichts davon gewußt.

Leuzinger und Rambert plädieren für die Verweigerung der genetischen Tests, um das Risiko, die Unberechenbarkeit und Vielfalt des Lebens zu bejahen und sich gegen "das Gesetz der diskriminierenden Selektion" zu wenden. "Frauen, die den Test verweigern, wünschen sich kein behindertes Kind, sondern sie sagen Ja zum Risiko" (S. 78).

Für diese Autorinnen war jede der Entscheidungen, unabhängig davon, ob sie sich für oder gegen die Untersuchung entschieden, einfühlbar und verständlich, doch stimmte sie nachdenklich, daß diese Frauen den Gesichtspunkt, daß sie sich mit ihrem "Ja zum Test" an einem "diskriminierenden Selektionsakt" beteiligen, kaum problematisierten. Bei diesen Frauen hätten subjektive, biographische und beziehungsspezifische Kriterien bei der Entscheidung im Vordergrund gestanden.

Widerstand gegen die genetischen Tests sei nicht gleichbedeutend mit dem Postulat "Frauen müssen halt zu einem behinderten Kind Ja sagen"; das verleugne die psychische und gesellschaftliche Situation der betroffenen Frauen. Eine Bevormundung müsse vermieden werden. Das "historische, feministische Postulat der selbstbestimmten Mutterschaft" dürfe nicht preisgegeben werden. Während es hierbei jedoch um einen kollektiven Widerstand gegenüber der Ideologie kirchlicher, medizinischer und politischer Kreise gehe, werde nun dieser Begriff von der Medizin übernommen und pervertiert: Die einzelne Frau werde in der Frage der Pränataldiagnostik individuell verantwortlich gemacht im Sinne, sie solle die Verantwortung für die gesellschaftliche "Qualitätsauslese" tragen (S.89). Bei dem zu formulierenden Widerstand gegen die Pränataldiagnostik gehe es nicht gegen die selbstbestimmte Mutterschaft, die Abtreibung mit einschließe, sondern gegen die diskriminierende Selektion. Es gehe darum, eine radikalfeministische Ethik zu erarbeiten als Gegengewicht zu den "oberflächlichen Selbstbestimmungsliberalismen" (Selbstbestimmungsliberalismen im Original in Anführungsstrichen) der Medizin zu schaffen. Gleichzeitig müsse gegen die unmenschliche Gesellschaft angekämpft werden, in der Behinderte ausgeschlossen und Mütter von Behinderten auf sich selbst zurückgeworfen seien. Neben der radikalen Ablehnung der diskriminierenden Selektion müsse auch die reale Situation der Frauen berücksichtigt werden.

Mit der Problematik einer Qualitätskontrolle setzte sich bereits Rothman (1985 a u. b) auseinander. Insbesondere mit ihrem Buch "Tentative pregnancy" hat sie diese Diskussion wesentlich beeinflußt. Sie verweist auf die Bedrohung durch die neuen Möglichkeiten der Technologie; diese würden die Rolle des Zufalls begrenzen und bei der Reproduktion zusätzliche Kontrolle ermöglichen. Aus ihrer Sicht werden Kinder zunehmend als Produkte gesehen. Die genetische Beratung bekomme die Rolle einer "Qualitätskontrolle". Mit der Möglichkeit, die Qualität unserer Kinder zu kontrollieren, könnten wir schnell die Wahl verlieren, sie nicht zu kontrollieren. Die Verengung der Wahlmöglichkeiten könne zu einem Verlust grundlegender Wertvorstellungen und Überzeugungen führen.

Damit findet sich bei Rothman eine Erklärung dafür, wie sich die Ablehnung des "selektiven" Schwangerschaftsabbruchs durch feministische Frauengruppen, mit deren Forderung nach Autonomie der Frau, und damit auch der schwangeren Frau, vereinbaren lassen. Dazu gehört auch noch folgender Gesichtspunkt:

Rothman unterscheidet zwischen der Qualität eines Abbruchs einer Schwangerschaft, die als "accident" zustande kam und eines Abbruchs einer Schwangerschaft, die als "Baby" wahrgenommen wird. Sei eine Schwangerschaft das Nebenprodukt einer nicht gelungenen Kontrazeption, definiere die Schwangere den Fetus nicht als Person. Der Abbruch sei dann die Lösung des Problems einer mißlungenen Verhütung. Sie begründet dies damit, daß Situationen, die als real wahrgenommen werden, auch reale Konsequenzen hätten.

Die Amniozentese bringe einen Widerspruch von Definitionen mit sich. Sie fordere die Frauen auf, ihre Schwangerschaft und ihre Babys zu akzeptieren und für sie Sorge zu tragen und trotzdem die Bereitschaft zum Abbruch dieser Schwangerschaft zu haben. Sei das Ungeborene gesund, werde es zur Person, zum Baby; sei es nicht gesund, handele es sich "nur" um einen Fetus, einen genetisch beschädigten Fetus.

Eine Ursache für die Furcht vor der Geburt eines behinderten Kindes wird darin gesehen, daß Behinderung von der Gesellschaft "klinisch" und nicht "politisch" behandelt werde. Obwohl es sich um ein soziales Problem handle, würde es zu einem individuellen gemacht.

Befürchtungen gegenüber pränataldiagnostischen Methoden stehen häufig im Zusammenhang mit der aktuellen Situation in der Reproduktionsmedizin. Die Entwicklung in beiden Bereichen könne dazu beitragen, den Wunsch nach dem "perfekten Kind" zu wecken bzw. zu verstärken sowie ihn für einlösbar zu halten (Stephan 1988). Die individuellen Wünsche nach dem einen, gesunden, womöglich männlichen, Kind könnten zwar ganz verständlich sein, dennoch würden sie das Tor zu einer "brave new world" aufreißen. Medizin könne Menschen bei der Verwirklichung eines großen Lebenswunsches helfen und sie zugleich zu Versuchsobjekten technischer Abenteuer machen.

Stephan setzt sich näher mit dem Wunsch der Eltern nach dem perfekten Kind und den Ansprüchen des Kindes aus der Sicht der Eltern auseinander, die sich in Ansprüche an das Kind verwandeln könnten.

Dem Kinderwunsch und der Rolle des Kinderwunschs für die Eltern messen auch wir im Zusammenhang mit der Pränataldiagnostik große Bedeutung zu. Befunde hierzu finden sich in den Abschnitten 5.3-5.8.

5   Genetische Beratung, Erleben und Sicht der Eltern, die das
     Angebot der Chorionzottenbiopsie wahrnehmen, am Beispiel der
     genetischen Beratungsstelle Ulm

5.1   Datengewinnung und Datenauswertung

Die Praxis begleitend wurde eine kleinere Zahl von Einzelfällen (n=38) von
Beratungsgesprächen vor und gegebenenfalls nach Chorionzottenbiopsie näher betrachtet und mit Ausnahme 1 Falls jeweils katamnestische Daten erhoben; qualitative, inhaltliche Gesichtspunkte standen hierbei im Vordergrund. Für eine größere Zahl (Stichprobe 1, n=157 bzw. Stichprobe 2,
n=130) von Beratungen standen uns für einige Variablen Vergleichsdaten
zur Verfügung. Sie basieren auf Kurzinformationen, die anhand von Kodierblättern von den Beratern erhoben wurden; katamnestische Daten liegen uns
hierfür nicht vor.

Darüberhinaus wurden, um zusätzliche Erfahrungen mit Beratungen nach
auffälligem Befund zu sammeln, Protokolle zu 27 Gesprächen angelegt, von
denen uns keine Daten zum Gespräch vor der Pränataldiagnostik vorliegen
bzw. zu denen keine solche Gespräche stattgefunden hatten (da die Chorionzottenbiopsie erst im 2. Schwangerschaftsdrittel aufgrund eines auffälligen Ultraschallbefundes durchgeführt wurde oder es sich um Befunde nach
Amniozentese und in einem Fall aus dem Nabelschnurblut handelte). Hierunter befinden sich 9 Fälle, in denen der Befund eine Geschlechtschromosomenstörung erbrachte, und 1 Fall, in dem eine balancierte Chromosomentranslokation gefunden wurde. In 18 dieser zusätzlich einbezogenen 27 Fälle
führte der Befund zu einem Schwangerschaftsabbruch, in 1 Fall kam es zu
einer Fehlgeburt. Für diese Gruppe zusätzlich erhobener Beratungsgespräche liegen uns in 11 Fällen katamnestische Daten vor. In einem weiteren Fall
berichtete ein Schwangere im katamnestischen Gespräch nach der Chorionzottenbiopsie über ihr Erleben der Beratung und des Schwangerschaftsabbruchs nach Amniozentese in der vorausgegangenen Schwangerschaft.

Die Auswahl der Beratungen erfolgte mit dem Ziel, ein möglichst breites
Spektrum an Beratungen in die Untersuchung einzubeziehen: von verschiedenen Beratern durchgeführt, mit Eltern mit und ohne Erfahrung mit Am-

niozentese, mit Eltern, bei denen es sich um die erste Schwangerschaft handelt, sowohl mit Eltern, die bereits gesunde Kinder haben als auch mit Eltern mit behinderten Kindern, bei geplanter wie auch bei nicht geplanter Schwangerschaft etc. Zumeist sind diese Kriterien nicht vorher bekannt, jedoch z.T. bei einem Anruf der Eltern wegen des Termins erfahrbar. Die Auswahl wurde jedoch vor allem durch die vorliegenden Anmeldungen zur Chorionzottenbiopsie im Zeitraum der Datenerhebung und den Möglichkeiten der zeitlichen Koordinierung mit den verschiedenen Beratern bestimmt. Hinsichtlich der Indikationen ergab sich für die ersten 30 Fälle der Stichprobe 3 (n=38), die näher betrachtet wird, und zu der katamnestische Daten vorliegen, dieselbe Verteilung wie sie Kennerknecht et al. für die ersten 513 Chorionzottenbiopsie-Fälle in Ulm aufzeigt, und wie wir sie in Stichprobe 1 (n=157) finden. Die Auswahl der 8 Einzelfälle, die zusätzlich zu den ersten 30 für eine detaillierte Analyse erhoben wurden, erfolgte nun in besonderem Maße unter dem Gesichtspunkt, das Spektrum der Variabilität zu erweitern. Der Anteil der Indikation Wiederholungsrisiko erhöhte sich dadurch von 23% auf 34%.

Die Daten zu Erleben und Sichtweisen der Eltern beruhen - abgesehen von den katamnestischen Daten, die anhand eines Gesprächleitfadens erhoben wurden - darauf, was im Beratungsgespräch hierzu deutlich wurde; sie wurden nicht systematisch wie z.B. durch einen standardisierten Fragebogen erfragt. Der Berater bietet zwar in der Regel Anregung und Gelegenheit für die Eltern, ihre Sichtweisen (Befürchtungen, Erwartungen, Einschätzungen etc.) ins Gespräch einzubringen, doch nutzen nicht alle Eltern diese Gelegenheit oder auch in unterschiedlichem Maß.

Die Datenerhebung erfolgte anhand stichpunktartiger Protokolle und Kodierblättern, die katamnestischen Gespräche mit Hilfe eines Gesprächsleitfadens. Die Protokolle spielten jeweils zu Beginn, in der Anfangsphase der Datenerhebung, eine besondere Rolle, solange noch über die Strukturierung des zu erhebenden Datenmaterials zu wenig bekannt war. So wurde bei den Beratungen vor Chorionzottenbiopsie das Protokoll sehr schnell durch Kodierblätter verdrängt, während die Gespräche nach pathologischem Befund - von der Strukturierung her weniger vorhersehbar - weiterhin als Protokoll erfaßt wurden.

Dieses Vorgehen wurde gewählt, um sowohl ein systematisches, die Auswertung erleichterndes, zugleich jedoch der Komplexität des Geschehens und der subjektiven Bedeutsamkeit für die Betroffenen gerecht werdendes Verfahren einsetzen zu können. Die Möglichkeiten, die bei der Anwendung von Tonbandaufnahmen und deren Transkription gegeben sind (vgl. Reif u. Baitsch 1986), können auf diese Weise nur eingeschränkt -wenn auch in Annäherung- erreicht werden.

Der Einfluß der Wahrnehmungsstrukturen des Untersuchenden wird bereits bei der Datenerhebung, der Protokollierung, und nicht erst - wie bei der Tonbandprotokollierung - bei der Auswertung wirksam. Eine weitgehende Offenheit gegenüber dem, was in der jeweiligen Beratung abläuft, wirkt dem entgegen; ebenso das Gespräch mit dem jeweiligen Berater und dessen Rückmeldung zur Protokollierung.

Die begleitende Forschung paßt sich dem zu Beschreibenden und zu Analysierenden an, statt das Vorgefundene in starre, vor der Erhebung festgelegte Systeme zu pressen und dabei notwendigerweise wichtige Informationen unberücksichtigt zu lassen.

Offenheit gegenüber neuen Gesichtspunkten, die im Verlauf der begleitenden Forschung auftreten, ist auch bei den Kodierblättern gegeben; so wurden sie zunächst entsprechend der wachsenden Erfahrung mehrmals überarbeitet (s.u.); darüberhinaus bleibt auf diesen Blättern genügend Platz für offene Beantwortung; wesentlich erscheinende Gesichtspunkte, die das Kodierblatt nicht enthält, können ergänzt werden.

Die Datenerhebung läßt sich anhand von Phasen darstellen:

Phase 1 (Anfang Dezember 1987): Erste Teilnahme der Untersucherin an Beratungen vor Chorionzottenbiopsie; erste Versuche der Protokollierung.

Phase 2 (Mitte Dezember 1987 - Mitte Januar 1988): Beginn der Erhebung anhand von Kodierblättern. In dieser Phase wurden die Kodierblätter noch erprobt und verändert.

Phase 3 (ab Mitte Januar 1988): Erhebung einiger weniger wesentlicher Daten aller derjenigen Beratungen vor Chorionzottenbiopsie, an denen die Untersucherin selbst nicht teilnahm. Anfangs geschah dies in Form von Kurz-protokollen auf der Basis eines Gesprächs mit dem jeweiligen Berater, dann anhand zweier vorläufiger Kodierblätter, ab Mitte März anhand zweier über-arbeiteter Kodierblätter.

Bis zum 15.8.1988 lagen Kurzinformationen zu 157 Beratungen vor Cho-rionzottenbiopsie vor (Stichprobe 1), anhand der überarbeiteten Kodierblät-ter zu 130 Beratungen (Stichprobe 2).

Beginn der Nacherhebungen: Ende Januar 1988. Diese katamnestischen Ge-spräche mit den Schwangeren fanden telefonisch etwa 4 Wochen nach der Befundmitteilung anhand eines Gesprächsleitfadens statt.

Parallel zur Datenerhebung der Beratungsgespräche vor Chorionzottenbiop-sie wurden Protokolle zu Beratungen nach pathologischem bzw. auffälligem Befund nach Amniozentese und nach Chorionzottenbiopsie angelegt, zu denen z.t. ebenfalls nach mehreren Wochen oder auch Monaten katamne-stische Gespräche (telefonisch) geführt wurden.

Die **Auswertung**, überwiegend deskriptiv orientiert, erfolgte unter quantita-tiven Gesichtspunkten in Form von Häufigkeitsangaben unter Berücksichti-gung von jeweils 2 oder auch 3 Variablen für Stichprobe 1 (n=157), für Stichprobe 2 (n=130) z. T. auch für Stichprobe 3 (n=38). Eine qualitative Auswertung konnte für die Stichproben 1 und 2 nur teilweise erfolgen, wäh-rend sie bei Stichprobe 3 im Mittelpunkt stand. Die zusätzlich erhobene Gruppe von Beratungen nach auffälligem Befund wurde ausschließlich unter qualitativen Gesichtspunkten in die Untersuchung einbezogen.

Obwohl die Kodierblätter bereits ein relativ differenziertes Kategoriensystem beinhalten, gibt die alleinige Aussage über Auftreten oder Nichtauftreten der einzelnen Kategorien noch nicht die Fülle und vor allem nicht die Komplexi-tät der erhobenen Daten wieder. Die Kodierblätter für den Einzelfall lassen jeweils Raum für offene Formulierungen, die zum Teil recht reichhaltig sind (vereinzelt auch bei den Fällen, an denen die Untersucherin nicht teilnahm).

Zur Auswertung dieser offenen Formulierungen wurden diese zunächst pro Kategorie über die Fälle hinweg zusammengestellt und schließlich nach Ge-meinsamkeiten bzw. Untergruppierungen z.B. bestimmter Sichtweisen gesucht. Darüberhinaus lassen sich auch Verknüpfungen mehrerer Variablen bzw. von Aussagen zu verschiedenen Zeitpunkten vornehmen. Entsprechend wurde mit den offenen Antworten aus dem katamnestischen Gespräch umgegangen; hier erfolgte die Sammlung der Äußerungen entsprechend den Fragen des Gesprächsleitfadens.

Bei dem gewählten beschreibenden Vorgehen kommt neben der Strukturierung des Datenmaterials der Darstellung einzelner konkreter Beispiele besondere Bedeutung zu. Bereits erfolgte Interpretationen werden nachvollziehbar, weitere Interpretationen, zumindest hypothesenbildend, bleiben auch dem Leser möglich, der z.b. einen Bezug zu eigenen Erfahrungen mit Beratungen dieser Art oder anderen theoretischen Konzepten, wie z.b. dem psychoanalytischen, herstellen kann. Vor allem dienen diese Beispiele der Veranschaulichung, auch demjenigen, der bislang mit der beschriebenen Situation der Pränataldiagnostik und Beratung nicht oder nur wenig vertraut ist.

Nicht zuletzt erscheint eine Konkretisierung der problematisierten Situation hilfreich in Anbetracht der überwiegend recht abstrakt und theoretisch geführten Diskussion möglicher nicht erwünschter Auswirkungen der Pränataldiagnostik

Bei der Darstellung qualitativer Befunde kommt der Anonymisierung besondere Bedeutung zu. Bei der Beschreibung von Einzelbeispielen wird daher zuweilen auf konkrete Details verzichtet: so z.B. auf die genaue Angabe des Alters der Geschwister des erwarteten Kindes, die im Zusammenhang mit dem Kinderwunsch der Eltern Bedeutung haben kann. Statt dessen kann es dann heißen "zwei fast erwachsene Kinder". Auch bei der Beschreibung der Art der Behinderung im spezifischen Fall halten wir uns dann zurück, wenn uns bei unserer kleinen Stichprobe die Anonymisierung gefährdet erscheint. Im übrigen ist ein Verständnis der Einzelbeispiele in der Regel ohne die Kenntnis der konkreten Details der jeweiligen Erkrankung oder Behinderung möglich. Der jeweilige Anfangsbuchstabe, mit dem wir die einzelne Schwangere bzw. die einzelne Familie in den Beispielen einführen, entspricht nicht dem tatsächlichen Anfangsbuchstaben von deren Namen.

5.2 Genetische Beratung vor Pränataldiagnostik in Ulm

5.2.1 Beratung vor Amniozentese

Während manchenorts auch vor der Amniozentese grundsätzlich eine individuelle Beratung stattfindet, kann in Ulm nicht zuletzt aufgrund mangelnder personeller Kapazitäten vor der Amniozentese kein individuelles Beratungsgespräch von seiten der genetischen Beratungsstelle angeboten werden. Abgesehen von den Fällen, in denen die Eltern aufgrund eines spezifischen Risikos in ihrer Familie zur genetischen Beratung kommen und sich in diesem Zusammenhang die Frage einer Amniozentese ergibt, werden die Eltern bzw. die Schwangere lediglich direkt vor der Amniozentese in der Frauenklinik durch die durchführenden Ärzte im Rahmen eines Gruppengesprächs aufgeklärt. Die Eltern können zwar auch hier Fragen stellen, doch sind die Anwesenheit anderer und der Zeitpunkt kurz vor dem Eingriff sicher nicht ohne Einfluß auf die Zahl, die Art und den Inhalt der Fragen. Auch scheint es den Eltern zu diesem Zeitpunkt kaum noch möglich, sich gegen diese Untersuchung zu entscheiden, wie Frauen, die dies erlebten, berichten.

Die überweisenden Frauenärzte sind mit der inzwischen weit verbreiteten und seit vielen Jahren durchgeführten Amniozentese recht gut vertraut und sie haben die Schwangeren zum Teil gut vorinformiert. Dies ist jedoch keineswegs durchgängig der Fall, wie sich immer wieder in den Fällen zeigt, in denen es zu einem pathologischen Befund und dann zu einer Beratung in unserer Beratungsstelle kommt. Obwohl die Schwangeren es von sich aus gar nicht erwarten, da sie die Untersuchung oft als "reine Vorsorgemaßnahme", "zur Beruhigung" betrachten, wäre eine individuelle Beratung auch vor der Amniozentese vorzuziehen.

In der Regel läuft die Organisation dagegen folgendermaßen: Die in der Frauenklinik angemeldeten Schwangeren bekommen eine Kurzinformation zur Amniozentese und einen Fragebogen zugeschickt, um Anhaltspunkte über möglicherweise in der Familie vorhandene spezifische genetische Risiken gewinnen und gegebenenfalls eine Beratung anbieten zu können. Die Fragebögen werden von einem genetischen Berater durchgesehen, um im Falle spezifischer Risiken, die durch zusätzliche Untersuchungen anhand des gewonnenen Fruchtwassers (z.B. Enzymbestimmungen) geklärt werden können, die Eltern darüber informieren und diese Untersuchung gegebenenfalls vorbereiten zu können.

Eltern, die zuvor die Gruppenberatung vor der Amniozentese erlebten und nun die individuelle Beratung vor Chorionzottenbiopsie, geben deutlich zu erkennen, für wie wichtig sie ein individuelles Beratungsgespräch halten. Doch auch folgender Gesichtspunkt wird (einmal) genannt: Daß vor der Amniozentese kein individuelles Beratungsgespräch angeboten werde, verweise darauf, daß es sich bei der Amniozentese um eine Routineuntersuchung handle (die dementsprechend weniger Angst und Unsicherheit auslöse).

5.2.2   Organisation der genetischen Beratung vor Chorionzotten-biopsie

Die Schwangere wird zumeist durch ihren Frauenarzt in der Frauenklinik zur Chorionzottenbiopsie angemeldet. Die Frauenklinik informiert das Zytogenetische Labor (Abt. Klinische Genetik), das die Auswertung der Chorionzotten durchführt, und damit zugleich die Genetische Beratungsstelle, die sich in derselben Abteilung und im selben Haus wie das Labor befindet. Die Beratungsgespräche werden in der Regel von drei Beratern durchgeführt (gelegentlich beteiligen sich 2 weitere Mitarbeiter der Abteilung an diesen Beratungen). Es handelt sich um 2 Beraterinnen und 1 bzw. 3 Berater; wir sprechen im folgenden der Einfachheit wegen und um die Anonymisierung nicht zu gefährden, nur "neutral" von Beratern. Eine Differenzierung der Befunde nach dem Geschlecht der Berater ist aufgrund der geringen Zahl der Berater nicht vorgesehen; sie wird höchstens im Einzelfall, falls dies zum Verständnis erforderlich werden sollte, berücksichtigt.

Der jeweilige Berater verschickt einen Brief zur Vorinformation der Eltern. Dabei wird nicht nur die Schwangere selbst, sondern auch ihr Partner gezielt angesprochen und zum Beratungsgespräch eingeladen (und in der Regel kommen auch beide Partner). Im Brief werden die Themen angekündigt, um die es in der Beratung gehen wird, und es wird begründet, warum ein Gespräch einige Tage vor der Untersuchung sinnvoll ist. Es wird insbesondere auch auf die möglichen Konsequenzen der Untersuchung sowie auf die notwendige persönliche Entscheidung der Eltern für oder gegen die Untersuchung hingewiesen. Weitere telefonische Vorabinformation wird angeboten, der vorgesehene Termin für die Beratung mitgeteilt und ein Lageplan der Beratungstelle mitgeschickt. Ist die Zeit zwischen Anmeldung und Untersuchung sehr knapp, wird versucht, telefonisch einen Termin vor dem Untersuchungstag zu vereinbaren und den Brief schon wegen des Stadtplans noch zuzuschicken. Notfalls findet die Beratung am selben Tag wie die geplante Durchführung der Untersuchung statt.

Am selben Tag erfolgt die Beratung auch dann, wenn es den Eltern nicht möglich ist bzw. nicht möglich erscheint, sich vorher einen zusätzlichen Termin freizumachen (weite Anreise, kleine Kinder, für den Partner ist es schwierig zu 2 Terminen mitkommen zu können). Da die Klienten in diesem Fall in der Beratungsstelle anrufen, kann der Versuch unternommen werden - und dies geschieht auch, mit unterschiedlichem Nachdruck - die Eltern nochmals darauf hinzuweisen, wie sinnvoll eine Beratung Tage vor der Untersuchung ist. Häufig finden die Eltern dann doch eine Möglichkeit, tatsächlich vorher zu kommen. Ausweichtermine sind hier zuweilen sehr hilfreich.

Im Einzelfall kann es nach einem solchen telefonischen Vorabgespräch dazu kommen, daß sich der Berater selbst unter Druck setzt, die Beratung nun besonders "überzeugend" zu gestalten, die Notwendigkeit vorheriger Beratung besonders deutlich zu machen. Dies geschieht vor allem dann, wenn die Eltern die Notwendigkeit vorheriger Beratung insgesamt in Frage stellen (z.B.: sie hätten sich schon entschieden; ihr Arzt habe ihnen schon gesagt, daß sie das machen sollen).

Kommt es zu einem Telefongespräch vor der Beratung, kann die Gelegenheit dazu genutzt werden, erste Informationen einzuholen (über weitere Kinder, Fehlgeburten, jetzige Schwangerschaft geplant/unerwartet etc.). Hierbei bekommt der Berater zuweilen Informationen, die ihm eine bessere Vorbereitung der Beratung ermöglichen.

Einer der Berater berichtet, es sei bei der Begründung des Vorabtermins schon vorgekommen, daß die Schwangere rückfragt, ob der Berater meine, daß sie die Chorionzottenbiopsie gar nicht machen solle. Möglicherweise schließen dies manche Schwangere aus dem Hinweis, daß es um eine Entscheidung geht, ob überhaupt eine Chorionzottenbiopsie oder eine Amniozentese durchgeführt werden soll, und wenn ja, welche der beiden Untersuchungsmethoden. Der Berater selbst meint, es könnte vielleicht an einer unterschwelligen "Dramatisierung" der Chorionzottenbiopsie durch ihn liegen, anderseits aber auch daran, daß die betreffenden Eltern selbst der Methode ambivalent gegenüberstehen.

Vereinzelt wenden sich die Eltern direkt an die Beratungsstelle. Diesen kommt ein möglichst früher Termin eher entgegen.

Für die Problematik - z.B. bei weiter Anreise, kleinen Kindern, Übelkeit - zweimal nach Ulm zu kommen, bringen die Berater Verständnis auf. Andererseits erleben sie immer wieder, daß die Konzentration und Aufnahmefähigkeit für die zu vermittelnde Information direkt vor der Untersuchung geringer ist und daß das Gespräch insgesamt anders verläuft.

Vor allem als die Beratungsstelle begann, nach einer Anfangsphase statt des Termins am selben Tag, an dem die Chorionzottenbiopsie durchgeführt wird, einen Termin einige Tage zuvor anzubieten, wurden Schwierigkeiten von seiten der Eltern erwartet; dies wurde durch Anrufe von Schwangeren, die einen eigenen Vorabtermin in Frage stellten, bekräftigt. Den einzelnen Beratern lag zunächst unterschiedlich viel daran, daß die Eltern tatsächlich zu einem Vorabtermin kamen; entsprechend verhielten sie sich gegenüber den Anrufern. Von einigen Schwangeren der Stichprobe 3 erfuhren wir, daß sie im nachhinein, aufgrund der erlebten Beratung, es für angemessen oder gar wichtig halten, daß dieser Termin nicht am selben Tag wie die Chorionzottenbiopsie stattfindet, obwohl die Tatsache der 2 Termine ihnen besondere Umstände bereitete, und sie zunächst versucht hatten, dies zu umgehen (vgl. 5.7.4).

In den Fällen, in denen die Klienten die Notwendigkeit eines zweiten bzw. Vorabtermins in Frage stellten, wurden sie nochmals (wie zuvor im Brief) auf die Inhalte des Gesprächs hingewiesen. Vor allem einer der Berater versuchte, den Sinn und Zweck eines solchen Gesprächs und der Möglichkeit, einige Tage Zeit für eine Entscheidung zu haben, zu verdeutlichen. Während die Berater vor der Datenerhebung für diese Studie immer wieder von Unverständnis der Eltern wegen des Vorabtermins berichteten, trat dies während der Datenerhebung kaum auf. Es scheint, als werde dieser zusätzliche Termin inzwischen in der Regel von den Eltern akzeptiert; möglicherweise sind sie nun bereits über ihre Frauenärzte hierüber vorinformiert.

5.2.3 Inhalte und Ablauf einer Beratung vor Chorionzottenbiopsie

Trotz der Individualität eines jeden Beratungsgesprächs, das durch den jeweiligen Beratern sowie durch die spezifischen Erwartungen, Bedürfnisse und das konkrete Interaktionsverhalten der Eltern mitbestimmt wird, läßt sich der Beratungsablauf, wie ich ihn in Ulm erlebe, anhand folgender Phasen beschreiben:

Phase 1: Klärung der Situation aus der Sicht der Eltern

In dieser Phase geht es dem Berater darum, als Basis für das gemeinsame Gespräch die Situation aus der Sicht der Eltern kennenzulernen und dabei Antworten auf Fragen folgender Art zu gewinnen: Wie kam es zur Anmeldung zur Chorionzottenbiopsie? Geschah dies auf Initiative der Schwangeren? Ist die Schwangerschaft geplant oder unerwartet eingetreten? Wie erleben die Schwangere und ihr Partner die Schwangerschaft? Wie erleben sie ihre augenblickliche Situation? Was bedeutet das Angebot der Pränataldiagnostik für sie?

Erwartungen, Bedürfnisse, Hoffnungen und Befürchtungen der Eltern sowie ihre Sichtweisen zur Familienplanung, zur Pränataldiagnostik und zum Teil bereits auch zu Behinderung können hier zur Sprache kommen.

Phase 2: Ankündigung von Information

Bevor der Berater mit den detaillierten Informationen beginnt, gibt er häufig zunächst einen Überblick über die Punkte, auf die er im Verlauf des Gesprächs eingehen will. Wie bereits im Einladungsbrief geht es dabei darum, daß sich die Eltern ein Bild machen können, worum es in diesem Gespräch gehen wird. Auch versucht der Berater den Eltern den Eindruck zu vermitteln, daß ausreichend Zeit für dieses Gespräch zur Verfügung steht und daß sie alle ihre Fragen einbringen können. Haben die Eltern bereits vorher Erwartungen, Hoffnungen oder Wünsche an das Gespräch oder direkt im Zusammenhang mit der Pränataldiagnostik genannt, bezieht der Berater diese hier mit ein.

Phase 3: Abklärung des Vorwissens

Falls das Vorwissen der Eltern und gegebenenfalls frühere Erfahrungen mit der Chorionzottenbiopsie oder der Amniozentese nicht schon in Phase 1 deutlich wurden, fragt der Berater mehr oder weniger explizit danach, was die Eltern schon über Pränataldiagnostik, Chromosomen etc. wissen. Bei den meist nur recht allgemeinen oder bruchstückhaften Hinweisen, die er hierzu von den Eltern erhält, hakt der Berater in der Regel nicht weiter nach. Zutreffendes Vorwissen greift er bestätigend auf und differenziert es. Im übrigen geht er davon aus, daß zumindest einer der beiden Partner noch nicht genügend vorinformiert ist, und spricht alle ihm notwendig erscheinenden Punkte an. Selbst wenn die Eltern einzelne Details schon wissen, sind sie froh, sie noch einmal, als Bestätigung, zu hören. Außerdem stehen auf diese Weise alle Details in einem Gesamtzusammenhang und können zueinander in Beziehung gesetzt werden.

Die Reihenfolge der Phasen 1 und 2 kann variieren; bei recht offener Gesprächseröffnung durch den Berater können die Phasen 1 und 3 zusammenfallen, es gibt jedoch auch Beratungen bzw. Berater, bei denen die Phase 1 fehlt oder nur sehr knapp ausfällt.

Phase 4: Informationsvermittlung

Diese Phase beinhaltet folgende Themenbereiche:

-Was wird bei der Chorionzottenbiopsie und bei der Amniozentese untersucht: In beiden Fällen geht es um die Analyse von Chromosomen. Bei der Amniozentese werden hierfür kindliche Zellen gewonnen, die im Fruchtwasser schwimmen, bei der Chorionzottenbiopsie Zellen aus dem kindlichen Anteil des Gewebes, aus dem sich später die Plazenta entwickelt. Diese Information wird zumeist anhand von Abbildungen verdeutlicht. Es wird darauf verwiesen, daß eine zusätzliche Bestimmung des Alpha-Fetoproteins nur bei der Amniozentese möglich ist. Bei der Chorionzottenbiopsie kann alternativ eine Bestimmung des Alpha-Fetoproteins aus dem Serum der Mutter und eine spezifische Ultraschalluntersuchung des erwarteten Kindes durchgeführt werden. Im Zusammenhang hiermit geht es weiterhin um folgende Themenbereiche:

-**Welche Erkrankungen bzw. Behinderungen können erkannt werden**: Abweichungen in der Zahl der Chromosomen (numerische Aberrationen) und deren Auswirkungen auf das erwartete Kind. Dabei wird auf die Trisomie 21 (Down-Syndrom) verwiesen sowie häufig auch auf die Trisomie 18 und die Trisomie 13, bei denen das betroffene Kind im Gegensatz zur Trisomie 21 nicht oder nicht lange überleben kann. Es wird ansatzweise versucht zu erklären, daß ein Zuviel oder Zuwenig an Erbmaterial in der Regel zu schwerwiegenden Beeinträchtigungen führt. Auch wird darauf verwiesen, daß dies dann nicht zutreffen muß, wenn es sich um die Geschlechtschromosomen handelt, und warum dies so ist. Auf strukturelle Chromosomenaberrationen wird nicht in jedem Fall, zumindest nicht gleich detailliert eingegangen. Das Vorgehen bei der molekulargenetischen Analyse wird nur dann geschildert, wenn sie im spezifischen Fall indiziert ist.

Wesentlich in diesem Zusammenhang ist, daß die Eltern wissen, daß nur ein Bruchteil möglicher Behinderungen erkannt werden kann.

Auch im Zusammenhang mit diesem Themenbereich können Erwartungen, Wünsche, und Befürchtungen sowie Einschätzungen von Behinderungen in das Gespräch einfließen und der Berater kann je nach Situation darauf eingehen.

-**Falsch positive und falsch negative Befunde**. Dieser Punkt nimmt in den einzelnen Gesprächen unterschiedlichen Raum ein. Zuweilen fragen Eltern von sich aus danach; dann kommt es vor, daß dieses Thema näher behandelt wird. Zumeist wird jedoch lediglich auf diesen Punkt hingewiesen. Es wird erwähnt, daß es in seltenen Fällen möglich ist, daß der aus dem Choriongewebe untersuchbare Chromosomensatz nicht mit dem Chromosomensatz des erwarteten Kindes übereinstimmt. Mit einem unauffälligen Chromosomenbefund aus dem Choriongewebe werde zwar die Wahrscheinlichkeit, daß beim Kind eine Chromosomenstörung vorliegt, wesentlich verringert, jedoch nicht gänzlich ausgeschlossen. In diesem Zusammenhang kann der Berater auch nochmals auf das ohnehin nicht ausschließbare Basisrisiko (s.o.) verweisen.

-**Die Höhe des Risikos, ein Kind mit einer Chromosomenstörung zu erwarten** (dies liegt meistens sehr viel niedriger als von den Eltern angenommen) bzw.

des spezifischen Wiederholungsrisikos für eine bereits in der Familie aufgetretene Erkrankung/Behinderung.

-**Das Basisrisiko**, das bei 2-4% liegt, das bei jeder Schwangerschaft besteht und das durch die Pränataldiagnostik nicht ausgeschlossen werden kann.

Jeweils im Vergleich zwischen Chorionzottenbiopsie und Amniozentese:

-Wie gewinnt man das zu untersuchende Material (durch die Bauchdecke, durch die Scheide) Hierbei werden zumeist Abbildungen zu Hilfe genommen;

-die Art des zu untersuchenden Materials (s.o.);

-der Zeitpunkt der Untersuchung (etwa 11. Woche gegenüber der 16.-18. Schwangerschaftswoche); der Zeitpunkt wird von den meisten Schwangeren kommentiert und der Zeitpunkt der Amniozentese als sehr oder auch zu spät bewertet;

-die Wartezeit bis zum Vorliegen des Befunds (etwa 1 Woche gegenüber etwa 3 Wochen);

-die Höhe des Fehlgeburtenrisikos (bei der Chorionzottenbiopsie liegt es, soweit bislang abschätzbar, etwas höher als bei der Amniozentese);

-das Ausmaß der Erfahrung mit der jeweiligen Methode (in Ulm waren zum Zeitpunkt der Datenerhebung etwa 700 Chorionzottenbiopsien gegenüber etwa 20 000 Amniozentesen durchgeführt worden)

Darüberhinaus sind folgende Punkte von Bedeutung:

-Mögliche Befunde: ein unauffälliger Chromosomensatz; ein auffälliger Chromosomensatz, der durch eine weitere Untersuchung geklärt werden muß, bevor er interpretiert werden kann (z.B. eine Chromosomenuntersuchung bei den Eltern, evtl. auch eine Amniozentese oder eine Nabelschnurpunktion beim Kind; zuweilen bleibt die Interpretation auch dann noch schwierig) ein auffälliger Chromosomensatz, der nicht bzw. zu weniger schwerwiegenden Beeinträchtigungen des Kindes führt sowie ein auffälliger Chromosomensatz der zu schwerwiegenden Beeinträchtigungen führt.

Die Eltern werden darauf verwiesen, daß sie in allen diesen Fällen (zunächst) telefonisch informiert und bei jedem der auffälligen Befunde zu einem weiteren Gespräch in die Beratungsstelle gebeten werden. Dort würden sie dann gegebenenfalls über den Befund und über dessen Auswirkungen, soweit diese abschätzbar sind, genau informiert, und es könnten dann gemeinsam mögliche weitere Schritte überlegt werden.

-Mögliche Konsequenzen eines auffälligen Befundes

Hier wird die Alternative Weiterführung oder Abbruch der Schwangerschaft angesprochen. Dies kann auf recht unterschiedliche Weise und in unterschiedlichem Ausmaß geschehen, je nach Berater, jeweiligen Eltern und spezifischer Situation. So kann der Berater danach fragen, ob sich die Eltern schon Gedanken hierzu gemacht haben und sich daraus ein Gespräch entwickeln, die Eltern können diesen Gesichtspunkt von sich aus ansprechen oder der Berater greift ihn als Feststellung oder als möglichen Konflikt auf. Bei diesem Themenbereich können Bedürfnisse und Wertorientierungen einen sehr breiten Raum einnehmen aber auch (fast) ganz fehlen.

-Die Art des Schwangerschaftsabbruchs im 1. und im 2. Drittel der Schwangerschaft: Ausschabung unter Narkose gegenüber Einleitung einer Fehlgeburt, bei der zwar die Schmerzen gemildert werden können, die jedoch bewußt miterlebt wird.

-Hinweis darauf, daß das Geschlecht des Kindes erst nach der 15. Woche und nur auf Wunsch mitgeteilt wird (und warum dies so gehandhabt wird; Verweis auf die Empfehlung der Ethik-Kommission der Fachgesellschaft).

Phase 5: Abschlußphase

Hier geht es vor allem um Organisatorisches, um das weitere Vorgehen, falls sich die Eltern für die Chorionzottenbiopsie entscheiden sowie um das Angebot, bei weiteren Fragen anrufen zu können und die Verabschiedung.

Das Ausmaß, in dem sich die Eltern am Gespräch beteiligen, eigene Fragen und Sichtweisen einbringen variiert. Zum Teil wird dies später in den Abschnitten deutlich, in denen die Erwartungen, das Vorwissen und vor allem die Sichtweisen der Eltern näher dargestellt werden, die im Beratungsgespräch zum Ausdruck kamen (Abschn. 5.3 - 5.6).

5.2.4   Ablauf der Beratung nach auffälligem Befund

Bei einem auffälligen Befund handelt es sich am häufigsten um eine Trisomie 21 (Down-Syndrom), seltener um andere unbalancierte Chromosomensätze, bei denen mit einer schweren, vor allem geistigen, Behinderung zu rechnen ist. Bei einigen dieser unbalancierten Chromosomensätze ist die Behinderung so stark, daß die Kinder nicht oder nur kurz überleben können. In einem solchen Fall muß noch mit einer Fehlgeburt gerechnet werden. Die Entscheidung für einen Schwangerschaftsabbruch und dessen Verarbeitung können von diesem Gesichtspunkt, Lebensfähigkeit oder nicht bzw. Vorwegnahme einer möglicherweise späten Fehlgeburt, mitbeeinflußt werden.

Neben diesen schweren Chromosomenstörungen gibt es Chromosomenbefunde, die zwar auffällig, doch nicht notwendigerweise pathologisch sind. Zum einen handelt es sich hier um Veränderungen an den Geschlechtschromosomen. Die verschiedenen möglichen Geschlechtschromosomenstörungen unterscheiden sich hinsichtlich ihrer Auswirkungen. So kann der/die Betroffene (fast) völlig unauffällig bleiben oder es kann zu Beeinträchtigungen kommen, die von den Eltern bzw. den Betroffenen selbst sehr unterschiedlich eingeschätzt werden können wie z.B. zu Unfruchtbarkeit oder zu vom Durchschnitt abweichender Körpergröße. Eine dieser Geschlechtschromosomenstörungen wird weiter unten in diesem Abschnitt als Beispiel vorgestellt. Die Mitteilung und Aufklärung über den Befund stellt auch dann, wenn es sich nicht um eine schwere Beeinträchtigung handelt, für die Eltern eine große Verunsicherung dar. Ein Kind mit einer solchen Besonderheit anzunehmen, fällt den meisten Eltern zunächst nicht leicht, und nicht allen Eltern gelingt es. Hier kann spezielles Informationsmaterial oder Erfahrungen von oder mit Selbsthilfegruppen weiterhelfen, wie sie z.B. für das Turner-Syndrom von der Beratungsstelle in Homburg/Saar angeboten werden. Zum anderen handelt es sich um balancierte Chromosomentranslokationen. Hier kann in einem weiteren Schritt überprüft werden, ob bereits einer der Eltern die Translokation trägt und damit aufgezeigt werden, daß auch für das erwartete Kind aufgrund dieses Befunds keine Behinderung zu erwarten ist. In diesem Fall werden die Eltern auch darüber aufgeklärt, welche spezifischen Risiken für eine unbalancierte Translokation, und damit für eine schwere Behinderung, für Nachkommen von Translokationsträgern bestehen und daß pränataldiagnostische Möglichkeiten zur Verfügung stehen. Thema eines solchen Gesprächs kann auch das Erleben und der Umgang mit der Information sein, selbst Träger einer Translokation zu sein, und diese vererbt zu haben.

Zunehmend an Bedeutung gewinnen Befunde nach einer Chorionzottenbiopsie, die vorrangig zur molekulargenetischen Diagnose spezifischer, bereits in der Familie aufgetretener, Erkrankungen eingesetzt wird, wie z.b. bei der Mukoviszidose (Cystische Fibrose) oder der Muskeldystrophie Duchenne. In diesen Fällen kennen die Eltern das Krankheitsbild und den Verlauf der Erkrankung genau, und sie wissen, daß die Wahrscheinlichkeit, daß ihr Kind davon betroffen sein wird, recht hoch ist. So beträgt sie 25% bei Mukoviscidose für Jungen und Mädchen und 50% bei der Muskeldystrophie Duchenne für Jungen; bei Mädchen besteht hier die Wahrscheinlichkeit von 50% darin, Überträgerin dieser Erkrankung zu sein.

Wird in einem solchen Fall eine Erkrankung des erwarteten Kindes nachgewiesen, verläuft das Gespräch aufgrund des konkreten Vorwissens, der Erfahrungen der Eltern und der zumeist bereits ausführlich erfolgten Auseinandersetzung mit der Problematik, falls die Erkrankung wieder auftritt, anders als bei Eltern, die eine Chorionzottenbiopsie aus Altersgründen und "nur zur Beruhigung" hatten durchführen lassen.

Von den Themenbereichen her unterscheidet sich ein Gespräch bei auffälligem Befund nach Chorionzottenbiopsie nicht grundsätzlich von einem entsprechenden Gespräch nach Amniozentese, sodaß diese Erfahrungen hier mit einbezogen werden.

In der Regel informiert der Berater zunächst den betreuenden Frauenarzt; er spricht mit ihm ab, ob dieser selbst oder der Berater die Schwangere informiert. Zuweilen möchte der Frauenarzt selbst die Mitteilung des Befunds übernehmen, zumeist überläßt er dies jedoch gern dem Berater. Die erste Information der Schwangeren über den pathologischen bzw. auffälligen Befund erfolgt telefonisch; soweit möglich wird vermieden, die Schwangere am Arbeitsplatz anzurufen. Zudem wird ein Zeitpunkt gewählt, zu dem sichergestellt ist, daß ein Beratungsgespräch noch am darauffolgenden Tag angeboten werden kann (so wird z.B. ein derartiger Anruf am Freitag nachmittag vermieden).

Bereits am Telefon wird der Befund möglichst genau mitgeteilt, und nicht nur, daß ein auffälliger Befund vorliegt. Es wird auf die erste Reaktion eingegangen, die augenblickliche Situation geklärt (hat die Schwangere die Möglichkeit mit ihrem Partner oder einer anderen Bezugsperson zu sprechen?). Diese erste Information kann bereits zu einem relativ ausführlichen Gespräch führen. Falls es sich aus der Situation heraus ergibt, bietet der Berater an, daß die Schwangere ihn auch abends, zuhause, anrufen kann und gibt seine private Telefonnummer. Die private Telefonnummer kann auch dann Bedeutung bekommen, wenn z.B. beim Befund einer Geschlechtschromosomenstörung ein zweites Beratungsgespräch 2 - 3 Tage nach dem ersten vereinbart wird (s.u.).

Mit einer solchen Nachricht am Telefon "überfallen" zu werden, ist sicher schwierig. Andererseits birgt die Möglichkeit, ohne Begründung bzw. mit vager Begründung zu einem Gesprächstermin einzuladen, Probleme anderer Art. In der Beratung vor Chorionzottenbiopsie werden die Eltern explizit und ausführlich darauf hingewiesen, daß sie in jedem Fall telefonisch benachrichtigt werden, sowie welcher Art die Befunde sein können (s.o.). Ebenfalls bereits in der Beratung vor der Chorionzottenbiopsie werden die Eltern über den Ablauf informiert, der sich ergeben kann, falls ein pathologischer Befund auftritt: Daß es um die genaue Darstellung des Befundes und des Krankheitsbildes geht, Prognosen, mögliche Hilfen etc.; daß die Eltern dann vor der Entscheidung stehen, die Schwangerschaft fortzusetzen oder nicht, und zwar auch dann, wenn die Eltern schon eine Vorentscheidung getroffen haben, um zu verdeutlichen, daß sich die Entscheidung aufgrund der gegebenen Situation noch einmal neu stellt, daß es keinen automatischen Ablauf gibt; daß auch dann, wenn sich die Eltern für den Abbruch der Schwangerschaft entschieden haben, eine Wartefrist von 3 Tagen einzuhalten ist, daß eine Indikationsstellung und eine Bescheinigung der Sozialberatung erforderlich ist, die die Eltern gegebenenfalls in der Beratungsstelle bekommen können. Diese Vorinformation fehlt den Eltern, mit denen vor der Pränataldiagnostik kein individuelles Gespräch in der Beratungsstelle stattfand; in Ulm trifft dies bei den meisten der Eltern zu, die eine Amniozentese durchführen ließen.

Aufgrund der gegebenen Möglichkeit, auch eine Sozialberatung anbieten zu können, nimmt neben dem Berater ein weiterer, meist die Sozialpädagogin, am Gespräch teil, der bzw. die eine Zulassung für diese Tätigkeit (im Rahmen des & 218) hat.

Während der Datenerhebung nahm mit Einverständnis der Eltern zudem die Untersucherin am Gespräch teil. Daß den Eltern in diesen Fällen 3 Personen gegenübersaßen, sahen wir zunächst als problematisch an. Doch zeigte die Erfahrung, daß die beteiligten Personen in ihrer jeweiligen Rolle akzeptiert und wohl auch als hilfreich wahrgenommen wurden (z.T. wird dies im katamnestischen Gespräch deutlich).

Kommt es zu einem Schwangerschaftsabbruch, bietet die Sozialpädagogin an, die Schwangere in der Klinik zu besuchen, was gern und dankbar angenommen wird. Auch das von der Untersucherin durchgeführte katamnestische Gespräch, einige Wochen nach dem Abbruch, wird als hilfreich empfunden. Die angesprochenen Frauen fühlen sich mit ihrem Problem angenommen, sie empfinden Anteilnahme. Diese Frauen teilen gern ihre Erfahrungen mit, auch unter dem Gesichtspunkt, daß dies für die Berater und vielleicht für zukünftige Eltern in ähnlicher Situation hilfreich sein kann.

Das Gespräch beginnt in der Regel mit dem Vorstellen und der Begründung der Anwesenheit des 2.Beraters und gegebenenfalls der Untersucherin (im Falle der Untersucherin zusätzlich mit der Bitte um Einverständnis - das bisher immer gegeben wurde). Der Berater nimmt bezug auf das Telefongespräch, in dem er einem der beiden Partner den Befund mitteilte, und bezieht den anderen Partner in die Situation mit ein. Hieran kann sich direkt die Reaktion auf den Befund und das Erleben der Situation anschließen. Auch bei diesen Gesprächen kündigt der Berater an, wie bereits am Telefon, worum es in diesem Gespräch gehen wird. Es folgen die genaue Beschreibung und Erklärung des Befundes. In diesem Zusammenhang oder auch gegen Ende des Gesprächs wird auf die Ursache für den auffälligen Befund und mögliche Wiederholungsrisiken eingegangen. Dabei können nicht zutreffende Ursachenzuschreibungen und damit verbundene Schuldgefühle oder Partnerkonflikte möglicherweise ausgeräumt, zumindest angesprochen werden. Das Krankheitsbild wird näher beschrieben einschließlich der Prognose sowie möglicher Hilfen, falls die Schwangerschaft fortgesetzt wird.

Es wird darauf verwiesen, daß auch bei schwersten Krankheitsbildern keine Erwartung von seiten der Genetischen Beratungsstelle oder der Gesellschaft bestehe, im gegebenen Fall einen Schwangerschaftsabbruch durchzuführen. Wenn jedoch deutlich sei, daß die Schwangere die Belastung nicht tragen könne, bestehe die Möglichkeit zu einem Schwangerschaftsabbruch, der straffrei bleibe. Es handle sich hier um eine Entscheidung, die letztendlich die Schwangere zu treffen habe.

Diese Entscheidung fällt fast ausschließlich bereits vor dem Beratungsgespräch. Daß im Beratungsgespräch die Entscheidung zunächst noch als offen behandelt wird und eine ausführliche Information über das Krankheitsbild, die Prognose sowie mögliche Hilfen bei Austragen der Schwangerschaft erfolgt, wird von den Eltern häufig als belastend erlebt. Diese Auseinandersetzung mit der nicht gewünschten Alternative steht dem möglicherweise vorhandenen Bedürfnis zur Flucht aus der Situation (vgl. Abschn. 2.2.3) entgegen. Die Konflikthaftigkeit der Entscheidung kann durch die Konkretisierung der Behinderung und der möglichen Entwicklung des erwarteten Kindes deutlicher werden sowie schon allein dadurch, daß auch das Austragen der Schwangerschaft als mögliche Alternative behandelt wird. Offenheit für die Alternative, die Schwangerschaft auszutragen, zeigt sich eher selten. Häufiger dagegen wird der Zweifel der Eltern deutlich, ob der Befund wirklich zutrifft, ob nicht vielleicht eine Verwechslung vorliegt, und zuweilen auch die Hoffnung, daß es sich um einen "besonders leichten Fall" handelt oder daß es vielleicht doch bald Behandlungsmöglichkeiten gibt.

Abweichen hiervon kann die Situation, wenn eine Geschlechtschromosomenstörung gefunden wird. Die meisten Elemente einer Beratung nach einem solchen Befund entsprechen zwar denen eines Beratungsgesprächs bei einem Befund, der zu einer schwerwiegenden Beeinträchtigung des erwarteten Kindes führt. Doch der Umgang mit der Alternative "Fortsetzen der Schwangerschaft" und die Reaktion der Eltern hierauf kann abweichen. Dies soll hier am Beispiel einer Beratung aufgezeigt werden:

Die Chorionzottenbiopsie hatte den Chromosomenbefund 47, XXX erbracht. Da ein solcher Befund und dessen Auswirkungen, insbesondere neuere Erkenntnisse hierzu, außerhalb der Humangenetik nur wenig bekannt sind, wird zum Verständnis der Beratungssituation zunächst kurz darauf eingegangen.

Während jede Zelle des menschlichen Körpers in der Regel 46 Chromosomen enthält, darunter bei der Frau zwei X-Chromosomen, hat das erwartete Kind ein überzähliges X-Chromosom. Bei einem Chromosomensatz mit zwei X-Chromosomen wird sehr früh nach der Befruchtung eines der beiden X-Chromosomen (teilweise) inaktiviert. Sind im Chromosomensatz 3 X-Chromosomen vorhanden, werden zwei entsprechend inaktiviert. Daher sind die Auswirkungen auf die Entwicklung des Kindes relativ gering im Vergleich zu anderen Chromosomenstörungen, wie z.B. bei der Trisomie 21 (Down-Syndrom), bei denen die überzähligen Chromosomen nicht inaktiviert werden, und die deshalb zu schweren Entwicklungsstörungen führen. Man rechnet, daß etwa jedes tausendste weibliche Neugeborene in unserer Bevölkerung mit dieser Geschlechtschromosomenauffälligkeit geboren wird. Die meisten Mädchen und Frauen mit einem zusätzlichen X-Chromosom sind im Vergleich zu Mädchen und Frauen ohne dies zusätzlichen X-Chromosom weder körperlich noch geistig und psychisch auffällig. In der Fachliteratur werden Auffälligkeiten beschrieben, die als Durchschnittswerte anzusehen sind. Sie verweisen nur auf den allgemeinen Rahmen der Entwicklung. Eine Prognose für den individuellen Fall ist nicht möglich.

Bei Frauen mit einem zusätzlichen X-Chromosom ist eine normale Geschlechtsentwicklung zu erwarten; auch können sie eigene Kinder bekommen. Es wird jedoch davon ausgegangen, daß die Wahrscheinlichkeit, Kinder mit einer Chromosomenstörung zu erwarten, etwas erhöht ist. Deshalb besteht für solche Frauen unabhängig vom Alter das Angebot einer pränatalen Chromosomendiagnostik. Das Klimakterium kann bei diesen Frauen früher eintreten als bei Frauen mit zwei X-Chromosomen. Mädchen und Frauen mit einem zusätzlichen X-Chromosom sind im Durschnitt größer als Mädchen und Frauen mit zwei X-Chromosomen. Es ist kein erhöhtes Risiko für körperliche Fehlbildungen zu erwarten.

Die durchschnittliche Intelligenz ist im Vergleich zu den Geschwistern und einer Kontrollgruppe vermindert; die Sprachentwicklung kann verzögert ablaufen. Im Vergleich zu den Geschwistern kann es zu größeren Lern- und Schulschwierigkeiten kommen. Auch die Entwicklung der motorischen Koordination kann verzögert verlaufen. Auch erscheinen Mädchen mit einem zusätzlichen X-Chromosom passiver als ihre Geschwister; sie nehmen nicht so gern an Gruppenaktivitäten teil.

Umwelteinflüsse spielen bei der Entwicklung dieser Mädchen eine ebenso-große Rolle wie bei Mädchen ohne zusätzliches X-Chromosom. Das Wissen um mögliche Entwicklungsprobleme kann deshalb für eine frühzeitige Anregung und Förderung genutzt werden. Insgesamt ist bei etwa 20-30% der Mädchen mit einem zusätzlichen X-Chromosom mit Abweichungen bei der geistigen Entwicklung zu rechnen, die eine spezifische Förderung durch Eltern und Erzieher erforderlich macht. Wegen der allgemeinen Verschiebung des Intelligenzniveaus hin zu niedrigeren Werten ist statistisch gesehen auch mit einer gering erhöhten Zahl geistig behinderter Mädchen mit einem zusätzlichen X-Chromosom zu rechnen. D.h. zugleich, daß bei 70-80% dieser Mädchen, die Entwicklung im normalen Rahmen verläuft. (Diese Formulierung entspricht in etwa der Information, die u.a. für die Eltern im Beratungsbrief schriftlich zusammengefaßt wurde.)

Der Berater begann das Gespräch (wie auch nach anderen auffälligen Befunden) zunächst mit der Klärung der Vorgeschichte. Er fragte, ob es sich um eine erwartete Schwangerschaft handelt und wie es zur Entscheidung für die Chorionzottenbiopsie kam (diese hatte nicht in Ulm stattgefunden, und dementsprechend auch keine Beratung durch diese Beratungsstelle). Auch versuchte er herauszufinden, was die Eltern bereits über Chromosomen wissen. Daraufhin erklärte der Berater den Befund anhand von Abbildungen. Dabei ging er auch auf die unterschiedlichen Auswirkungen von Störungen bei den Geschlechtschromosomen und den übrigen Chromosomen ein.

Es folgte eine ausführliche Beschreibung der möglichen Auswirkungen. Dabei wies der Berater daraufhin, worauf sich diese Aussagen stützen. Er verdeutlichte die mögliche Verminderung der Intelligenz anhand der Verschiebung der Normalverteilung, was den Eltern verständlich gemacht werden konnte. Deren Sorge beschränkte sich auf einen IQ-Wert von 50.; einen IQ-Wert von 70 halten sie für tragbar. Die Sozialpädagogin betonte, daß es sich nicht um eine "Krankheit" handelt.

Die Schwangere war bereits vor der genetischen Beratung von der Vertretung ihres abwesenden Frauenarztes über den Befund vorinformiert worden.

Dieser Arzt habe zwar gemeint, daß er zu wenig über die Bedeutung des vorliegenden Befundes wisse, doch daß eine Schwangerschaftsabbruch vor der 12. Schwangerschaftswoche einfach sei; später sei ein Schwangerschaftsabbruch wie eine Geburt. Die Schwangere hatte daraufhin geglaubt, es gehe "in Richtung Schwangerschaftsabbruch". Diese Vorstellung fiel ihr offensichtlich schwer. Ihr Partner meinte, wenn das Risiko für eine geistige Behinderung nicht groß sei, wie z.B. 60-70%, dann wollten sie keinen Schwangerschaftsabbruch. Die Schwangere verdeutlichte ihrerseits, sie wolle nicht, daß ihr Kind "ins Heim" müsse.

Die Schwangere zeigte sich zunächst überrascht, daß bei der Chorionzottenbiopsie das Geschlecht erkennbar ist. Ihr Frauenarzt habe ihr gesagt, das Geschlecht könne man nicht feststellen. Später schien ihr vor allem die Vagheit der Aussagen über die Auswirkungen des Chromosomenbefunds auf das Kind und dessen Entwicklung Schwierigkeiten zu bereiten. Daß der Berater offensichtlich und ganz selbstverständlich von einer Fortsetzung der Schwangerschaft ausging, schien die Schwangere zu erleichtern. Sie meinte, sie wolle sich nicht mehr von ihrem Kind trennen. Daß das erwartete Kind ein Mädchen ist, schien für beide Eltern von Bedeutung. Der Vater gab zu erkennen, daß sie sich von diesem Kind schon hätten trennen können; es sei etwas anderes als wenn es sich um das erste handelt. Er erkundigte sich mehrfach nach der Häufigkeit, mit der diese Auffälligkeit auftritt, nach der Größe der Stichproben, auf die sich die Aussagen beziehen sowie nach der Sicherheit der Aussagen.

Der Berater ging zwar zum einen ganz selbstverständlich von einer Fortsetzung der Schwangerschaft aus, zum anderen informierte er die Eltern jedoch auch darüber, daß es auch Eltern gibt, die in einer solchen Situation die Schwangerschaft abbrechen ließen. Bei diesen Eltern hätten aber zusätzliche Probleme eine Rolle gespielt. In diesem Zusammenhang ging der Berater auch näher auf den § 218 ein.

Schließlich besprach der Berater noch den Gesichtspunkt, wen die Eltern über den Befund informieren wollen. Die Eltern sollten sich dies überlegen, da es sich möglicherweise auf das Kind und die Familie negativ auswirken könnte, wenn der Befund breiter bekannt werde. Den Eltern soll die Möglichkeit offen gehalten werden, diesen Befund zu "vergessen". Es geht dabei darum, eine Pathologisierung dieses Kindes aufgrund des Befundes zu vermeiden und die möglicherweise durch den Befund störungsanfällig gewordene Beziehungsaufnahme zum Kind wieder zu stabilisieren.

Doch auch eine ruhige und verständliche Schilderung der möglichen Auffälligkeiten und Beeinträchtigungen, die Verdeutlichung, daß es sich nicht um ein schwerwiegendes Krankheitsbild handelt und z.T. Behandlungs- bzw. Förderungsmöglichkeiten vorhanden sind, selbst der Hinweis darauf, daß der Berater keine Indikation gegeben sieht, und daß es beim heutigen Wissen und den heutigen Einstellungen in dieser Situation kaum noch zur Entscheidung zu einem Schwangerschaftsabbruch kommt, schließt nicht aus, daß Eltern die Situation nicht tragbar erscheint. So z. B. bei einer 45-jährigen Schwangeren, bei der die Schwangerschaft erst am Tage vor der Durchführung der Amniozentese festgestellt worden war, obwohl sie wiederholt ihren Frauenarzt aufgesucht und darauf angesprochen hatte. Als die Schwangerschaft schließlich nachgewiesen worden war, wurde sie sofort für den nächsten Tag zur Amniozentese angemeldet. Sie und ihr Partner gaben im Beratungsgespräch nach der Befunderhebung deutlich zu erkennen, daß sie bei rechtzeitiger Feststellung der Schwangerschaft einen Abbruch aus sozialer Indikation erwogen hätten. Die Vorstellung, im Alter von 60 Jahren mit zusätzlichen Problemen konfrontiert werden zu können, wenn das erwartete Kind in die Pubertät kommt, schien die Situation zusätzlich zu erschweren. Diese Eltern befanden sich subjektiv noch in der ersten Phase des Schwangerschaftserlebens, sie wußten erst seit 3 Wochen von der Schwangerschaft. Die ohnehin in dieser Phase auftretende Unsicherheit kann dann ein besonderes Gewicht bekommen, wenn die Schwangerschaft nicht nur völlig unerwartet eintritt, sondern auch mit dem bestehenden Lebenskonzept völlig unvereinbar erscheint, wie bei dieser 45-jährigen Schwangeren mit erwachsenen Kindern.

Während Eltern, bei denen der Befund auf eine schwerwiegende Beeinträchtigung des erwarteten Kindes verweist, zumeist schon mit einer getroffenen Entscheidung zum Beratungsgespräch kommen oder sich während des Gesprächs für einen Abbruch der Schwangerschaft entscheiden, kommt es bei Geschlechtschromosomenstörungen häufiger vor, daß die Entscheidung zum Fortsetzen oder zum Abbruch der Schwangerschaft nicht bereits während des (ersten) Beratungsgespräches nach der Befunderhebung fällt. Die Phase der Entscheidung kann dann auch länger dauern als die ohnehin vom § 218 vorgeschriebene Bedenkzeit von 3 Tagen, während in den anderen Fällen die Bedenkzeit zumeist der bereits getroffenen Entscheidung folgt.

So hatte auch die 45-jährige Schwangere das Bedürfnis, "es" zu "überschlafen". Eltern, die ein Kind mit einem Turner-Mosaik erwarteten, konnten sich erst in einem zweiten Beratungsgespräch, telefonischen Gesprächen mit einer Beraterin des Modell-Projekts zum Turner-Syndrom in Homburg/Saar und dem ausführlichen Informationsmaterial, das durch dieses Projekt zur Verfügung gestellt wird zum Austragen der Schwangerschaft entschließen (vgl. Abschn. 5.8).

Ein Beispiel dafür, daß auch bei einem Befund "Trisomie 21" die Alternative, die Schwangerschaft fortzusetzen, ernsthaft erwogen wird, findet sich in Abschn. 5.8.

In einem weiteren Fall erlebten wir bei einem Befund, der auf eine schwerwiegende Behinderung des erwarteten Kindes verweist, daß die Eltern im Beratungsgespräch nach der Befunderhebung nicht über die Alternative "Schwangerschaftsabbruch" zu sprechen wünschten. Dies wurde vom Berater sehr schnell erkannt und respektiert. Der Gedanke an einen Schwangerschaftsabbruch erschien diesen Eltern kaum ertragbar, nicht zuletzt im Hinblick auf ihr bereits geborenes erkranktes Kind. Dessen Erkrankung war gerade erst diagnostiziert worden, als die Mutter erneut schwanger geworden war. Inwieweit in diesem Fall mitspielt, daß noch recht wenig Erfahrung mit dieser Erkrankung und deren Diagnose besteht, blieb offen. Diese Eltern haben die Schwangerschaft fortgesetzt.

Wichtig ist für alle Eltern, die von einem auffälligen Befund erfahren, und zwar relativ unabhängig von der Art des auffälligen Befundes, die Erklärung der Ursache und der Bedeutung für weitere Kinder. Wird dieser Themenbereich eher zu Beginn des Gesprächs abgehandelt, kann es vorkommen, daß die Eltern dann (nochmals) danach fragen, wenn ihnen die für den angestrebten Schwangerschaftsabbruch erforderlichen Papiere vorliegen. Möglicherweise sind sie erst dann offen für diese Fragen.

Daß im Beratungsgespräch auch die Alternative "Austragen der Schwangerschaft" behandelt wird, scheint bei einigen Eltern die Sorge auszulösen, ihnen werde die Möglichkeit zu einem Schwangerschaftsabbruch verweigert. Solange sie glauben, darum kämpfen bzw. ihre Entscheidung rechtfertigen zu müssen, fällt es ihnen offensichtlich schwer, sich auf die vielen Informationen des Beraters einzulassen. Aber auch ein anderer Grund kann dazu führen, daß die Eltern erst nachdem sie sich sicher sind, daß sie einen Schwangerschaftsabbruch durchführen lassen können, Fragen nach den Ursachen und den Auswirkungen für weitere Schwangerschaften einbringen. Mit dem Gedanken an den Abschluß der bestehenden Schwangerschaft kommen bei ihnen Gedanken an eine weitere Schwangerschaft. Für andere Eltern, weniger für den Partner als für die Schwangere selbst, erscheint dagegen eine nächste Schwangerschaft zu diesem Zeitpunkt kaum vorstellbar. Doch kommt es zuweilen vor, daß sich Schwangere sehr schnell nach einem Schwangerschaftsabbruch nach pathologischem Befund, erneut schwanger,- zur Chorionzottenbiopsie anmelden.

Das Angebot zu einem weiteren Gespräch - auch zu telefonischen Rückfragen - sowie die Ankündigung des Beratungsbriefes, in dem die wesentlichen Punkte der Beratung für die Eltern festgehalten werden, ist fester Bestandteil der Abschlußphase eines derartigen Gesprächs. Ist die Sozialpädagogin anwesend, und findet der Schwangerschaftsabbruch in der hiesigen Universitätsklinik statt, bietet sie der Schwangeren an, sie in der Klinik zu besuchen, was gern angenommen wird. Ist die Untersucherin dabei, bittet sie darum, in einigen Wochen anrufen zu dürfen, um zu hören, wie es den Eltern geht, und sie nach ihren Erfahrungen zu fragen.

5.3 Zur Situation der Eltern, die zur Beratung vor Chorionzottenbiopsie kommen

5.3.1 Zugang zur Chorionzottenbiopsie: Eigeninitiative oder Frauenarzt?

Dieser Gesichtspunkt wurde nicht systematisch erfragt; zum Teil ergaben sich Informationen hierzu in der Phase der Klärung der Situation aus der Sicht der Eltern, die von den einzelnen Beratern unterschiedlich gehandhabt wurde. Die Angaben, die uns hierzu vorliegen, beruhen auf den Kodierungen der Berater im Anschluß an die Beratung anhand der Kurzform der Kodierblätter (mit Ausnahme der Beratungen, an denen die Untersucherin teilnahm und die Kodierung vornahm), geben also dessen bzw. deren jeweilige

Wahrnehmung bzw. Einschätzung wieder. Zu 113 der Fälle liegen uns derartige Angaben vor.

Es geht hier nicht um die Entscheidung zur Chorionzottenbiopsie, sondern darum, wer die Initiative dazu ergriff, sich mit diesem Angebot auseinanderzusetzen. Daß die Initiative vom Frauenarzt ausging, heißt zunächst nur, daß er von sich aus die Schwangere auf die Möglichkeit zu einer Chorionzottenbiopsie aufmerksam machte. Inwieweit dieses Aufmerksammachen zugleich mit einer Empfehlung oder Erwartung verbunden ist bzw. war, wissen wir nicht; es wurde nicht explizit danach gefragt. Bei einigen Schwangeren war jedoch zumindest der Eindruck entstanden, daß ihr Frauenarzt ganz selbstverständlich davon ausgeht, daß sie diese Möglichkeit nutzen, während andere den Eindruck hatten, er rate ihnen eher ab bzw. eher zur Amniozentese.

Die zunehmende Erfahrung mit der Chorionzottenbiopsie und der zunehmende Bekanntheitsgrad dieser Untersuchungsmethode wird sicher nicht ohne Einfluß auf die Art der vom Frauenarzt vermittelten Einschätzung der Methode und den Anteil der Eigeninitiative von seiten der Schwangeren bleiben. Zum Zeitpunkt der Datenerhebung erschien das Wissen speziell um die Chorionzottenbiopsie unter den Schwangeren noch relativ gering (vgl. Abschn. 5.5 und 5.8).

Es zeigt sich, daß eine vorausgegangene genetische Beratung eher selten als Auslöser für den Wunsch nach einer Chorionzottenbiopsie deutlich wurde: in 8 der 113 Fälle (7%). In 3 dieser Fälle wurde zugleich die Initiative des Frauenarztes deutlich, in einem weiteren die eigene Initiative der Schwangeren (vgl. Tab. 1).

Der Anteil an Eltern mit einem spezifischen Wiederholungsrisiko, die in der Regel bereits genetisch beraten sind, ist mit 15% höher. In diesen Fällen scheint häufig der Frauenarzt (zuweilen auch der Kinderarzt) - zumindest aktueller - Auslöser für die Pränataldiagnostik zu sein. Dies trifft für 10 Fälle zu, wobei in 3 Fällen zugleich auch die genetische Beratung mit angegeben ist. Auch die eigene Initiative kann gegenüber der genetischen Beratung im Vordergrund stehen. So gibt es neben dem einen Fall, in dem sowohl die eigene Initiative als auch die genetische Beratung als Informationsquelle genannt ist, einen weiteren, den wir nur unter "Eigeninitiative" gefaßt haben. Diese Schwangere hatte bereits bei der vorangegangenen Schwangerschaft

Tabelle 1: Zugang zur Chorionzottenbiopsie (n=113)

	n	%
Genetische Beratung (GB)	4	3,5
Eigeninitiative und frühere GB	1	0.9
Frauenarzt und frühere GB	3	2,7
Frauenarzt	40	35,4
Frauenarzt und Eigeninitiative	33	29,2
Eigeninitiative	33	29,2

aufgrund ihres Alters selbst die Initiative für eine Pränataldiagnostik ergriffen. Sie hatte zunächst eine Chorionzottenbiopsie gewünscht, ihr Frauenarzt hatte ihr jedoch davon abgeraten. Die daraufhin durchgeführte Amniozentese hatte einen pathologischen Befund erbracht. In diesem Zusammenhang waren die Eltern genetisch beraten worden.

Die eigene Initiative von seiten der Schwangeren zeigt sich insgesamt recht deutlich: Während etwa 38 % der Schwangeren von ihrem Frauenarzt (einschließlich früherer genetischer Beratung) auf die Pränataldiagnostik, zumeist speziell auch auf die Chorionzottenbiopsie, aufmerksam gemacht wurden, betonen etwa 58 % der Schwangeren ihre eigene Initiative. 29% dieser Frauen wurden zugleich von ihrem Frauenarzt darauf angesprochen. Vereinzelt nannten die Schwangeren Vorbehalte ihres Frauenarztes gegenüber der Chorionzottenbiopsie, die wohl mit der noch relativ geringen Erfahrung und dem höheren Fehlgeburtenrisiko der Chorionzottenbiopsie gegenüber der Amniozentese zusammenhängen. Manche Frauen merkten recht kritisch an, daß sie ihren Frauenarzt von sich aus auf die Pränataldiagnostik ansprechen mußten; sie hatten erwartet, daß er die Initiative ergreift. Sie befürchteten, daß ihr Frauenarzt sie womöglich gar nicht darauf hingewiesen hätte, wenn sie nicht selbst aktiv geworden wären.

Während die einen die fehlende Initiative ihres Frauenarztes bemängeln, werden andere erst durch die Initiative ihres Frauenarztes verunsichert. So kam es vereinzelt vor, daß eine Schwangere, die erst durch den Hinweis ihres Frauenarztes auf die Möglichkeiten der Pränataldiagnostik aufmerksam gemacht wurde, sich dadurch in ihrer Entscheidung, in ihrem Alter noch ein Kind zu bekommen, in Frage gestellt sah.

Einige Eltern, bei denen die Initiative zur Pränataldiagnostik vom Frauenarzt ausgegangen war, schien nicht bewußt zu sein, daß sie sich in einer Entscheidungssituation befinden. So hielt der Berater in einem Fall die Frage einer Schwangeren fest, ob man eigentlich die Chorionzottenbiopsie machen müsse; sie habe gedacht, es sei Pflicht. In einem anderen Fall fiel dem Berater auf, daß die Schwangere sich immer wieder auf Äußerungen und Meinungen ihres Frauenarztes bezog. Daraufhin hob der Berater die eigene Entscheidungsverantwortung der Schwangeren bzw. der Eltern besonders hervor. In einem weiteren Fall ist der Eindruck vermerkt, die Eltern seien vom Frauenarzt "geschickt". Auch wenn es sich hier nur um wenige Einzelfälle handelt, wird doch die besondere Aufgabe des Beraters deutlich.

Insgesamt erscheint die im Beratungsgespräch zum Ausdruck kommende Eigeninitiative der Schwangeren bemerkenswert. Doch auch dem Frauenarzt kommt - zumindest zusätzlich - Bedeutung zu. 1-2 Jahre vor unserer Datenerhebung hatte eine Befragung von Schwangeren, die zur Beratung vor Pränataldiagnostik in die Genetische Beratungsstelle in Heidelberg kamen, einen stärkeren Einfluß des Frauenarztes gegenüber der Eigeninitiative der Schwangeren erbracht (Fehlings 1989). Ob dies auf den Zeitunterschied in der Datenerhebung von 1-2 Jahren, das unterschiedliche Einzugsgebiet oder auch auf die Formulierung der Fragen zurückgeführt werden kann, bleibt offen. In der Studie von Fehlings wurde danach gefragt, wer ausschlaggebend dafür war, daß die Schwangere wegen einer Pränataldiagnostik zur Beratung in die Beratungsstelle kam. 60% der Frauen nannten ihren Frauenarzt, 4% den Partner, ebenfalls 4% Freunde und Bekannte, 2% die Medien. 30% der Schwangeren meinten, es sei ihre eigene Entscheidung gewesen. Die ersten Informationen über die Pränataldiagnostik hatten 54% dieser Schwangeren von ihrem Frauenarzt erhalten.

5.3.2   Familiensituation und Kinderwunsch

Anzahl der Kinder

In den Beratungsgesprächen entsteht immer wieder der Eindruck, daß die Zahl der bisherigen Kinder, ob es sich um das erste oder das dritte oder gar vierte Kind handelt, für die Einschätzung der Pränataldiagnostik und ihrer Risiken für die Eltern von Bedeutung ist. Zwar kann auch das dritte Kind ein (geplantes) Wunschkkind sein, doch scheint das Fehlgeburtenrisiko doch anders bewertet zu werden als wenn es sich um das erste, seit Jahren ersehnte Kind handelt. Es soll daher zunächst kurz ein Überblick über die Zahl der Kinder gegeben werden. Hierbei beziehen wir uns auf die Gesamtstichprobe (vgl. Tab. 2).

Der Anteil derjenigen Eltern, bei denen es sich um die erste Schwangerschaft handelt, ist relativ klein (n = 14; 9 %); doch ist der Anteil derjenigen, die noch kein eigenes Kind haben, höher (vgl. Tab. 3). In 5 der Fälle ohne eigene Kinder erlebten die Eltern eine Fehlgeburt (d.h. in 20% dieser Gruppe), in

Tabelle 2: Anzahl der Kinder der Eltern, die zur Beratung vor Chorionzottenbiopsie kommen (n=157)

	n	%
noch keine eigenen Kinder (Davon 1 Fall: 1 Adoptivkind)	25	16
1-2 Kinder	110	70
3 und mehr Kinder	21	13
keine Angabe	1	1

einem Fall einen Schwangerschaftsabbruch und in 5 Fällen verstarb das bisher einzige Kind. So sind immerhin 16% der Eltern unserer Gesamtgruppe noch ohne eigenes Kind (in einem Fall haben die Eltern ein Kind adoptiert).

Tabelle 3: Differenzierung der Gruppe der Eltern ohne eigene Kinder (n=25). Die Prozentangaben beziehen sich auf die Stichprobe 1 (n=157).

	n	%
1. Schwangerschaft	14	9
vorangegangene Fehlgeburt(en)	5	3
vorangegangener Schwangerschaftsabbruch	1	1
bisher einziges Kind verstorben	5	3

In der Studie von Fehlings (1989) beträgt der Anteil derjenigen, die noch kein Kind haben 22%, und der Anteil derjenigen, bei denen es sich um die erste Schwangerschaft handelt 16%; er liegt also jeweils etwas höher, obwohl die untere Grenze der Altersindikation für eine Chorionzottenbiopsie zur Zeit der Datenerhebung für diese Studie in Heidelberg bei 38 Jahren lag, im Vergleich zu 35 Jahren in unserer Studie. In der Arbeit von Scholz et al. (1989), in der 504 Frauen befragt wurden, die im Jahr 1985 zur Beratung vor einer Amniozentese in die genetische Beratungsstelle der Kinderpoliklinik der Universität München gekommen waren, liegt der Anteil der Erstgebäh- renden noch höher, und zwar bei etwas mehr als einem Drittel der Fälle. Dies kann u.a. daran liegen, daß in der letztgenannten Studie das Durch- schnittsalter mit knapp 36 Jahren relativ niedrig liegt, und es nicht um die Chorionzottenbiopsie, sondern um die Amniozentese als lange bekannte Un- tersuchungsmethode ging. Das unterschiedliche Einzugsgebiet der 3 Bera- tungsstellen und der unterschiedliche Zeitpunkt (1985, 1987, 1988), zu dem die Schwangeren die Beratungsstelle aufsuchten, können hierbei ebenfalls von Einfluß sein.

Die Gruppe der Eltern mit 1 oder 2 Kindern ist die größte, und die meisten von ihnen (84% dieser Gruppe) haben weder ein behindertes noch ein ver- storbenes Kind. Knapp 30% dieser Eltern erlebten eine Fehlgeburt; dies ent- spricht etwa dem Anteil an Fehlgeburten in der Gesamtgruppe (28%). In der Studie von Fehlings (s.o.) hatten 12% der Schwangeren in vorangegangenen Schwangerschaften Fehlgeburten erlebt. Dies entspricht den Zahlen, die für das 1. Drittel der Schwangerschaft genannt werden: 10-15% (vgl. Holzgreve und Miny 1987). Auch wenn wir die Rate von Fehlgeburten nach dem 1. Drittel der Schwangerschaft und das Alter der Schwangeren berücksichtigen, liegt die Fehlgeburtenrate in unserer Stichprobe offensichtlich höher.

8% der Eltern haben Erfahrungen mit einem Schwangerschaftsabbruch (in 3 Fällen mit mehr als 3 Abbrüchen). In 6 (=4%) der Fälle stehen uns Angaben zur Verfügung, daß der Abbruch der Schwangerschaft aufgrund eines Befundes nach Amniozentese oder nach Chorionzottenbiopsie erfolgte. In der Studie von Fehlings (1989), die uns wiederum zum Vergleich zur Verfügung steht, hatten 6 (=12%) der befragten Frauen einen Schwangerschaftsabbruch erlebt, weitere 2% 2 Abbrüche; bei 3 Frauen (6%) hatte eine kindliche Indikation vorgelegen.

17% der Schwangeren (gegenüber 30% in der Studie von Fehlings) hatten bereits bei einer früheren Schwangerschaft eine Amniozentese durchführen lassen, in 2 Fällen zweimal; 4% der Schwangeren hatten bereits Erfahrungen mit der Chorionzottenbiopsie.

7% der Eltern haben ein behindertes Kind, in einem Fall haben die Eltern 2, in einem weiteren 3 behinderte Kinder. Bei 9% der Eltern ist ein Kind verstorben (in einem dieser Fälle sind 2 Kinder verstorben). In der Hälfte der Fälle haben die behinderten Kinder (noch) keine gesunden Geschwister, in der anderen Hälfte der Fälle gibt es ein oder mehrere gesunde Geschwister bzw. Halbgeschwister. Fassen wir die Eltern zu einer Gruppe zusammen, die ein behindertes und/oder verstorbenes Kind haben, machen sie 14% der Gesamtgruppe aus (vgl. Tab. 4). Ein spezifisches, familiär bedingtes genetisches Risiko besteht jedoch nicht nur bei diesen 14% der Fälle, sondern insgesamt bei 22% (s.u.).

Indikation zur Chorionzottenbiopsie

Die relativ kleine Gruppe von Eltern mit spezifischem, familiär bedingtem, genetischen Risiko differenzieren wir im folgenden nicht weiter. Auch dann,

Tabelle 4: Anteil der Eltern mit behinderten und/oder verstorbenen Kindern an der Stichprobe 1 (n=157); Überschneidungen der sind Kategorien möglich.

	n	%
1 verstorbenes Kind	14	9
1 behindertes Kind	11	7
2 behinderte Kinder	1	1
3 behinderte Kinder	1	1
behinderte(s) und/oder verstorbene(s) Kind(er)	22	14

wenn zugleich eine Altersindikation besteht, rechnen wir die Eltern der Gruppe mit spezifischem Risiko ohne weitere Differenzierung zu. Gemeinsam ist dieser Gruppe die konkrete Erfahrung aus der Familie mit der spezifischen Erkrankung oder Behinderung, deren Wiederauftreten sie bei der bestehenden Schwangerschaft befürchten. Den Eltern mit reiner Altersindikation fehlt in der Regel diese Erfahrung, und die Pränataldiagnostik hat für sie eher den Charakter einer allgemeinen Vorsorge. In Stichprobe 1 (n=157) finden sich darüber hinaus 2 Fälle (1,3%), bei denen weder ein erhöhtes mütterliches Alter noch ein spezifisches Wiederholungsrisiko Anlaß für die Chorionzottenbiopsie war, sondern der psychische Zustand der Schwangeren. Für einige unserer Berechnungen fassen wir diese beiden Fälle unter die Gruppe "Altersindikation", an dieser Stelle behalten wir jedoch die Differenzierung bei.

Tab. 5 zeigt den Anteil der verschiedenen Indikationen für 2 Stichproben: für Stichprobe 1 (n=157) und für Stichprobe 2 (n=130). Hier fehlen die ersten 27 Fälle der Stichprobe 1, da für diese weniger Daten erhoben wurden; so wurde u.a. die Einschätzung der Eltern zum Fehlgeburtenrisiko noch nicht erfaßt, auf die wir später eingehen.

Tab. 5: Anteil der Indikationen erhöhtes mütterliches Alter, spezifisches Wiederholungsrisiko und "Angst" für die Stichproben 1 (n=157) und 2 (n=130)

	Stichprobe 1		Stichprobe 2	
Indikation	n	%	n	%
mütterliches Alter	121	77	105	81
spez. Wdh.-risiken	34	22	25	19
"Angst"	2	1	-	-

Ein Vergleich der beiden Stichproben verweist tendenziell auf einen Anstieg des Anteils der Elterngruppe mit Altersindikation gegenüber dem Anteil der Eltern mit einem spezifischen Wiederholungsrisiko in Stichprobe 2, deren Datenerhebungsbeginn etwa 3 Monate später liegt als bei Stichprobe 1. Kennerknecht et al. (1988) hatten für eine Stichprobe von 513 Fällen von Chorionzottenbiopsie, die vor unseren Fällen erhoben wurden, eine Aufteilung der Indikationen gefunden, die eher der Stichprobe 1 entspricht: 77% Altersindikation gegenüber 23% spez. Wiederholungsrisiken. Möglicherweise deutet sich hier bereits ein Trend an, der sich schon früher im Zusammenhang mit der Amniozentese zeigte: Mit der Zunahme an Erfahrung, Routine und dem Bekanntheitsgrad der Methode kommt es zu einer relativen Zunahme der Elterngruppe mit Altersindikation gegenüber der Elterngruppe mit spezifischem Wiederholungsrisiko. In der Anfangsphase sind die Risiken noch schwer abschätzbar. Eltern, die bereits ein behindertes Kind haben und/oder deren Risiken höher liegen als bei einer 35-jährigen Schwangeren allein aufgrund ihres Alters, gehen eher auch die höheren bzw. schwer abschätzbaren Risiken ein als Schwangere, die ein bestehendes, bekanntes Angebot zur "Vorsorge" nutzten. Auch diejenigen, die die Untersuchungsmöglichkeit zur Verfügung stellen, die darüber beraten und diejenigen, die dazu überweisen, werden von diesen Gesichtspunkten beeinflußt.

In Stichprobe 3 (n = 38) entspricht der Datenerhebungsbeginn dem der Stichprobe 1. Hier liegt der Anteil der Altersindikation bei den ersten 30

Fällen, deren Auswahl überwiegend durch die im Zeitraum der Datenerhebung vorliegenden Anmeldungen und die Möglichkeiten der zeitlichen Koordinierung mit den verschiedenen Beratern bestimmt wurde, in derselben Höhe wie in Stichprobe 1 (77%). Die weiteren 8 Fälle dieser Stichprobe wurden vor allem unter dem Gesichtspunkt ausgewählt, das Spektrum der Fälle zu erweitern und die Zahl der Fälle mit spezifischem Wiederholungsrisiko zu erhöhen. Dadurch sinkt der Anteil der Gruppe mit Altersindikation in dieser Stichprobe 3 auf 66%.

Aktueller Kinderwunsch

Zur Abschätzung des aktuellen Kinderwunsches versuchten wir zu erfassen, ob die Eltern die Schwangerschaft geplant hatten oder nicht, und wie sie auf die unerwartet eingetretene Schwangerschaft reagierten.

Da wir davon ausgehen bzw. nicht ausschließen, daß für die Planung einer Schwangerschaft und die Reaktion hierauf die Erfahrung mit einer spezifischen Erkrankung oder Behinderung in der Familie von Bedeutung ist, haben wir unsere Angaben nach der Indikation differenziert.

Lassen wir die Indikation außer acht, zeigt sich, daß knapp die Hälfte der Schwangerschaften geplant ist (49 %). In der Studie von Fehlings (1989), in der die Einschätzung nicht durch den Berater oder die Untersucherin auf der Basis des Beratungsgesprächs erfolgte, sondern von der Schwangeren selbst erfragt wurde, liegt der Anteil bei 42%. Die Befragung von Scholz et al. (1989) erbrachte, daß etwas mehr als die Hälfte der Schwangerschaften geplant waren, und die überwiegende Mehrheit der Kinder als erwünscht angegeben wurde. Eine Differenzierung nach Indikationsgruppen wird nicht berichtet. In unserer Untersuchung zeigt sich, daß Eltern mit einem spezifischen Wiederholungsrisiko die Schwangerschaft sehr viel häufiger geplant haben als Eltern mit erhöhtem mütterlichen Alter (62% gegenüber 46% in Stichprobe 1 und 72% gegenüber 49% in Stichprobe 2 (vgl. Tab. 6 und 7).

Tab. 6: Kinderwunsch der Klienten der Stichprobe 1 (n=157), differenziert nach der Indikation

Indikation Kinderwunsch	Alter (n=121)		Angst (n=2)		Wdh.risiko (n=34)	
Schwangerschaft geplant (n=77)	56	46%	--	--	21	62%
nicht geplant/ positive Aufnahme (n=33)	30	25%	--	--	3	9%
nicht geplant/ negative Aufnahme (n=30)	22	18%	2	100%	6	18%
keine Angabe (n=17)	13	11%	--	--	4	12%

Der Anteil einer negativen Reaktion (die Eltern haben Schwierigkeiten, sich auf die unerwartet eingetretene Schwangerschaft einzustellen) liegt dagegen bei beiden Indikationsgruppen und in beiden Stichproben in etwa derselben Höhe, und zwar bei 18-20%. In der Befragung von Fehlings war diese Reaktion der Schwangeren nur in 1 Fall angegeben worden.

Bei der Elterngruppe mit Altersindikation ist der Anteil unerwartet eingetretener und positiv aufgenommener Schwangerschaften deutlich höher als bei den Eltern mit einem spezifischen Wiederholungsrisiko. Fassen wir die geplanten und die unerwartet eingetretenen und positiv aufgenommenen Schwangerschaften zusammen, nähert sich diese Zahl für beide Indikationsgruppen an bzw. ist sie für Stichprobe 1 gleich hoch (71%). Um es nochmals zu verdeutlichen: Die positive Reaktion auf die eingetretene Schwangerschaft ist in beiden Indikationsgruppen gleich hoch, doch planen die Eltern mit einem spezifischen Wiederholungsrisiko die Schwangerschaft häufiger als die Eltern mit Altersindikation.

Tab. 7: Kinderwunsch der Klienten der Stichprobe 1 (n=130), differenziert
nach der Indikation

Indikation Kinderwunsch	Alter (n=105)		Wdh.risiko (n=25)	
Schwangerschaft geplant (n=69)	51	49%	18	72%
nicht geplant/ positive Aufnahme (n=26)	25	24%	1	4%
nicht geplant/ negative Aufnahme (n=24)	19	18%	5	20%
keine Angabe (n=11)	10	9%	1	4%

Bedauerlich ist der relativ hohe Anteil der Fälle, zu denen uns keine Angabe
über die Reaktion der Eltern auf die Schwangerschaft bzw. zu deren Kinderwunsch vorliegt. Bei der Auswertung entstand jedoch der Eindruck, daß
diese Fälle überwiegend denjenigen zuzuordnen sind, in denen die Schwangerschaft entweder geplant war oder eine unerwartet eingetretene Schwangerschaft positiv aufgenommen wurde. So wurde zuweilen eine positive
Stimmung gegenüber der Schwangerschaft deutlich, ohne daß gesagt wurde,
ob die Schwangerschaft geplant war oder nicht. Auch die Angaben zur
Empfängnisverhütung deuten in diese Richtung.

Zum weiteren Verständnis der Situation der Eltern ist neben der Zahl bereits
vorhandener Kinder sowie der Planung bzw. Reaktion auf die jetzige
Schwangerschaft der Stand der Familienplanung von Bedeutung. Anhand
der Stichprobe 1 (n=157) lassen sich hinsichtlich des Standes der Familienplanung folgende Gruppen differenzieren, die sich zum Teil überschneiden
(vgl. Tab. 8).

Tab. 8: Stand der Familienplanung; Anteil der einzelnen Gruppen an Stichprobe 1 (n=157). Überschneidungen zwischen den Kategorien sind möglich.

	n	%
Die Familienplanung ist noch nicht abgeschlossen	61	39
Spät beginnende Reproduktion	18	11
Später nochmaliger Kinderwunsch	7	4
Neue Partnerschaft	13	8
Familienplanung eigentlich abgeschlossen, positive Reaktion auf die jetzige Schwangersch.	21	14
Familienplanung eigentlich abgeschlossen, neg. Reaktion auf die jetzige Schwangerschaft	17	11
Negative Reaktion auf die jetzige Schwangerschaft aus verschiedenen Gründen (einschließlich abgeschlossene Familienplanung)	30	19
Ursprüngliche Familienplanung zunächst in Frage gestellt (spez. Wiederholungsrisiken, behindertes oder verstorbenes Kind, Fehlgeburten)	37	24

Im folgenden sollen diese verschiedenen Gruppen und die jeweiligen Überschneidungen kurz beschrieben werden:

Die Familienplanung ist noch nicht abgeschlossen

In dieser Gruppe befinden sich sowohl Eltern, die aufgrund ihres Alters zur Chorionzottenbiopsie kommen als auch solche, die aufgrund eines Wiederholungsrisikos die Chorionzottenbiopsie wünschen. Es sind überwiegend Eltern, die bislang (erst) 1 Kind haben, aber auch solche mit mehreren Kindern. So sind auch Eltern mit 4 Kindern und weiterem Kinderwunsch darunter. Der Anteil der Eltern, die ihre Familienplanung noch nicht abgeschlossen haben, macht 39 % der Gesamtgruppe aus.

Es gibt Überschneidungen mit der folgenden Gruppe, die wir mit "**spät beginnende Reproduktion**" bezeichnen. Bei diesen Eltern handelt es sich um die erste oder zweite Schwangerschaft, wobei auch die erste schon in höherem mütterlichen Alter eintrat. Der Anteil dieser Gruppe liegt etwa bei 11 %.

Bei einer relativ kleinen Gruppe (etwa 4%) entstand der Eindruck eines **späten nochmaligen Kinderwunsches**. So kann der Wunsch nach einer nochmaligen Schwangerschaft z.b. dadurch ausgelöst werden, daß es zunächst zu einer unerwarteten Schwangerschaft gekommen war, die mit einer Fehlgeburt endete. Nicht direkt in diese Gruppe einzuordnen, doch auf jeden Fall erwähnenswert, erscheint uns auch das Beispiel, in dem die Schwangere einen Zusammenhang herstellt zwischen dem Eintreten der Schwangerschaft und dem Zeitpunkt, zu dem die Entfernung ihrer Gebärmutter aus medizinischen Gründen zur Debatte stand.

Eine weitere Gruppe machen die Eltern aus, die eine **neue Partnerschaft** eingegangen sind; diese Eltern freuen sich über die unerwartet eingetretene Schwangerschaft oder sie haben sie von vornherein geplant. Der Anteil dieser Eltern liegt bei etwa 8 %. In einem dieser Fälle schilderten die Eltern die unerwartet eingetretene Schwangerschaft zunächst als "schrecklich", wobei ihr Aussehen eher den Eindruck von Freude vermittelte. Darauf angesprochen gaben sie zu erkennen, daß sie es zunächst für unpassend hielten, in ihrem Alter noch einmal schwanger zu werden, daß sie sich andererseits aber sehr darüber freuen. Sie seien froh, dies sich und anderen nun eingestehen zu können.

Bei etwa 25% liegt der Anteil derjenigen Eltern, die ihre **Familienplanung eigentlich** für **abgeschlossen** hielten; 14% dieser Eltern nehmen jedoch die weitere Schwangerschaft positiv auf, 11% der Eltern hat zumindest zum Zeitpunkt der Beratung (noch) große Mühe, diese erneute Schwangerschaft anzunehmen. Unter diesen Eltern, die keine weiteren Kinder mehr wünschten bzw. mit keinen weiteren Kindern mehr rechneten, sind sowohl solche, deren Kinder noch relativ klein sind, und zwar auch solche, die nur ein Kind haben, als auch Eltern mit fast erwachsenen Kindern.

Schließlich gibt es noch eine Gruppe von Eltern bzw. Müttern, die die unerwartet eingetretene Schwangerschaft eher **grundsätzlich ablehnen** (nicht nur weil sie eigentlich keine weiteren Kinder mehr wollen): So zum Beispiel Mütter, die in keiner festen Partnerschaft leben, aufgrund ihrer psychischen Situation oder auch einer grundsätzlich negativen Einstellung gegenüber (weiteren) Kindern beim Vater des erwarteten Kindes. Diese Fälle sind jedoch insgesamt in unserer Gruppe eher selten (der Anteil liegt bei etwa 6%). Fassen wir alle negativen Reaktionen aus den verschiedensten Gründen zusammen -einschließlich der negativen Reaktion aufgrund der eigentlich bereits abgeschlossenen Familienplanung- liegt der Anteil bei 19%.

Betrachten wir nun noch die **Eltern, deren ursprüngliche Erwartungen im Zusammenhang mit der Familienplanung in Frage gestellt wurden,** z.B. aufgrund langer Kinderlosigkeit, Fehlgeburten, behinderten und/oder verstorbenen Kindern, bzw. Wiederholungsrisiken in der Familie, zeigt sich folgendes: Hierunter finden sich sowohl Eltern, die eine weitere Schwangerschaft planten, als auch solche, die auf die unerwartet eingetretene Schwangerschaft positiv oder auch negativ reagierten (n=37; 24%).

Diese Differenzierung verdeutlicht, daß die Planung eines Kindes bzw. die positive oder auch negative Reaktion auf eine unerwartet eingetretene Schwangerschaft aus sehr unterschiedlichen Situationen heraus entstehen, und z.B. die Einschätzung des Fehlgeburtenrisikos oder auch eines möglichen Schwangerschaftsabbruchs beeinflussen können. Dieses breite Spektrum unterschiedlicher Situationen möchten wir anhand von Beispielen noch etwas ausführlicher darstellen. Auf diese Weise können wir zugleich einen ersten Einblick in Einzelfälle vermitteln, aus denen sich unsere Stichprobe zusammensetzt. Als Ausgangspunkt dient Stichprobe 1 (n=157), in der alle übrigen Stichproben enthalten sind.

Beispiele für die unterschiedliche Situation von Eltern, die die Schwangerschaft geplant haben:

Es wurde bereits aufgezeigt, daß bei den Eltern mit einem spezifischen Risiko die eingetretene Schwangerschaft in den meisten Fällen geplant ist. Trat die Schwangerschaft doch unerwartet ein, hatten die Eltern zumeist große Schwierigkeiten, die Schwangerschaft zu akzeptieren. In dieser Gruppe von Eltern kommt offensichtlich der Planung einer (weiteren) Schwangerschaft besondere Bedeutung zu. Es folgen daher zunächst Beispiele aus dieser Gruppe:

1) Die erste Schwangerschaft der Eltern A endete im 2. Drittel der Schwangerschaft durch intrauterinen Fruchttod. Da ein Verdacht auf eine Chromosomenstörung bestand, wurde bei der zweiten Schwangerschaft eine Amniozentese durchgeführt und die Schwangerschaft aufgrund des Befundes "freie Trisomie 21" nach einem sehr konfliktbeladenen Entscheidungsprozeß abgebrochen. Sowohl bei der Fehlgeburt als auch beim Schwangerschaftsabbruch erlebten die Eltern nicht nur das Ende einer Schwangerschaft, sondern den Verlust ihres Kindes; sie trauern um beide Kinder. Die jetzige Schwangerschaft ist geplant und in gewisser Weise ein letzter Versuch, ein Kind zu bekommen. Zum Zeitpunkt der Beratung vor der Chorionzottenbiopsie "lebt" die Klientin die jetzige Schwangerschaft noch nicht, und die Schwangerschaft wurde vorerst nur wenigen mitgeteilt. Das "objektiv" eher geringe Wiederholungsrisiko von etwa 1 % gewinnt hier aufgrund des zuvor Erlebten ein ganz anderes Gewicht. Das Wissen darum, daß etwas vergleichbar Traumatisches wieder auftreten kann, prägt hier das Erleben.

2) Das erste Kind der Eltern ist im Jahr zuvor wenige Wochen nach der Geburt an einer Stoffwechselerkrankung verstorben. Die jetzige Schwangerschaft ist geplant; doch wußten die Eltern noch nichts von der inzwischen für diese Erkrankung zur Verfügung stehenden Möglichkeit der Pränataldiagnostik. Als die Schwangerschaft bereits besteht, erkundigen sie sich jedoch danach, ob es nach der Geburt des Kindes eine frühe Möglichkeit der Diagnostik gibt. Dabei hören sie von der Möglichkeit zur Pränataldiagnostik. Im Beratungsgespräch steht daraufhin zur Diskussion, ob aufgrund des Wiederholungsrisikos von 25% mithilfe einer Enzymbestimmung pränatal eine spezifische Diagnostik durchgeführt werden soll. Zunächst scheinen die Eltern dies zu wollen, doch während des Beratungsgesprächs wird der Schwangeren deutlich, "ich will das Kind nicht hergeben". Sie entscheidet sich plötzlich und eindeutig gegen die Pränataldiagnostik und meint, "Gott will es nicht so". Sie kann sich nicht erklären, warum sie dies plötzlich so sieht, betont jedoch mehrfach, daß dies jetzt für sie die einzig richtige Entscheidung sei, die sie auch nicht mehr ändern werde. Zugleich wirkt sie auf den Berater sehr erleichtert und entspannt.

In einem anderen Fall mit hohem spezifischem Risiko bedeutet die Pränataldiagnostik für die Eltern die Möglichkeit, sich ihren Kinderwunsch zu erfül-
len, ohne dieses hohe Risiko eingehen zu müssen:

3) Eltern, mit einem spezifischen Risiko für eine pränatal erkennbare geistige
Behinderung, haben bereits zwei Kinder. In diesen beiden Schwangerschaften war jeweils eine Amniozentese durchgeführt worden. Da inzwischen für
diese Behinderung eine Diagnostik auf DNA-Ebene möglich ist, ist die Chorionzottenbiopsie im Vergleich zur Amniozentese die angemessenere
Methode, da schneller ausreichend Material für die Analyse zur Verfügung
steht. Die Eltern entscheiden sich für diesen Weg.

In der Gruppe der Eltern mit Altersindikation hat knapp die Hälfte der Eltern die Schwangerschaft geplant; darunter sind Eltern mit spätem nochmaligen Kinderwunsch und Eltern, die spät mit der Reproduktion beginnen:

4) In einem dieser Fälle war der jetzigen Schwangerschaft im Jahr zuvor eine
Schwangerschaft vorausgegangen, die jedoch mit einer Fehlgeburt endete.
Die damalige Schwangerschaft war nicht geplant, doch freuten sich die Eltern
darüber, und die Fehlgeburt wurde als Enttäuschung empfunden.

5) Die Eltern von zwei fast erwachsenen Kindern haben vor zwei Jahren
einen "Nachzügler" bekommen und wollen nun für dieses Kind ein etwa
gleichaltriges Geschwister.

6) Beide Eltern haben jeweils aus einer vorangegangenen Partnerschaft ein
Kind. Bei der jetzigen, geplanten, Schwangerschaft handelt es sich um das erste gemeinsame Kind.

7) Die Eltern C haben aufgrund des Alters der Mutter bereits bei ihrem ersten Kind die Möglichkeit zur Pränataldiagnostik genutzt und eine Amniozentese durchführen lassen.

Die folgenden Beispiele für Eltern, die ihre Familienplanung noch nicht abgeschlossen haben, verdeutlichen, daß es sich auch bei einem 3. oder 4. Kind
um ein geplantes Kind, um ein Wunschkind, handeln kann:

8) Die Eltern von drei gesunden Kindern im Alter von 5 bis 11 Jahren haben ihre jetzige Schwangerschaft geplant und der Vater bringt zum Ausdruck, er wünsche sich Zwillinge.

9) Auch die Mutter von drei Kindern, die sich ein weiteres Geschwisterchen wünschen, hat die jetzige Schwangerschaft geplant. Im Jahr zuvor war sie trotz Spirale schwanger geworden und es war zu einer Fehlgeburt gekommen, worüber dann alle sehr enttäuscht waren.

10) Die Mutter von zwei Kindern aus einem südeuropäischen Land hatte ihr jetziges, drittes, Kind gewünscht und geplant. Durch den Hinweis ihres Frauenarztes auf die Pränataldiagnostik aufgrund ihres Alters wurde sie jedoch in ihrer Entscheidung für diese Schwangerschaft sehr verunsichert. Die Selbstverständlichkeit, in ihrem Alter ein weiteres Kind zu bekommen, wurde für sie in Frage gestellt. Zum Zeitpunkt des Beratungsgesprächs hätte sie ihre Entscheidung für dieses Kind am liebsten wieder rückgängig gemacht.

Beispiele für die positive Aufnahme einer unerwartet eingetretenen Schwangerschaft

Bei den Eltern mit Altersindikation kommt diese Situation relativ häufig vor (in 25% bzw. 24% der Fälle in den Stichproben 1 und 2):

11) Ein Elternpaar drückt das auch für andere Eltern dieser Gruppe Typische an dieser Situation treffend aus: Sie hätten es "darauf ankommen lassen"; sie wollten gern ein weiteres Kind, jedoch nicht gezielt.

Doch kann die Situation in verschiedener Weise davon abweichen, wie folgende Beispiele zeigen:

12) Die Eltern von zwei Kindern im Schulalter hatten zwar früher noch an ein drittes Kind gedacht, nun eigentlich nicht mehr; die Schwangere hatte gerade wieder mit einer Empfängnisverhütung beginnen wollen, als die Schwangerschaft festgestellt wurde.

13) In einem anderen Fall hatte die Schwangere nicht mehr damit gerechnet überhaupt noch schwanger werden zu können; bei ihr handelt es sich um die erste Schwangerschaft.

14) In einem weiteren Fall kam es nach 14 Jahren Ehe ohne Empfängnisverhütung zur ersten Schwangerschaft, die von den Eltern positiv aufgenommen wird.

15) Die Eltern eines Adoptivkindes, die die Adoption eines weiteren Kindes geplant haben, erlebten bereits 12 sehr frühe Fehlgeburten (es besteht eine familiäre, balancierte Chromosomentranslokation). Dies ist einer der sehr seltenen Fälle, in denen Eltern mit einem spezifischen Risiko die jetzige Schwangerschaft nicht geplant haben, die Schwangerschaft jedoch positiv aufnehmen.

16) Die 35-jährige Mutter von zwei Kindern im Schulalter freut sich über die unerwartet eingetretene Schwangerschaft, hat jedoch andererseits das Gefühl, daß alle "auf sie zeigen" würden, da sie noch einmal schwanger geworden ist: "als sei man asozial".

17) Auch die Eltern von 6 Kindern begrüßen die nun unerwartet eingetretene Schwangerschaft. Das letzte Kind war erst vor wenigen Monaten geboren worden. (Diese Eltern sind aus einem südeuropäischen Land und ihre jetzigen 6 Kinder sind alle Mädchen).

Beispiele für eine unterschiedliche Einschätzung zwischen den Partnern:

18) Die Schwangere selbst begrüßt die unerwartet eingetretene Schwangerschaft. Für sie stellt diese Schwangerschaft die Erfüllung eines starken, jahrelang zurückgedrängten Kinderwunsches dar. Sie war nach einem Hinweis ihres Arztes davon ausgegangen, daß sie nicht mehr schwanger werden könne. Der Partner empfindet demgegenüber die Schwangerschaft als Überforderung und als etwas, das alle seine Pläne zerstört.

19) In einem weiteren Fall lebt die Schwangere in Scheidung und erwartet das Kind von ihrem neuen Partner, der auf einen Abbruch der Schwangerschaft drängt. Sie hatte keine Empfängnisverhütung getroffen, da man ihr ge-

sagt hatte, sie könne keine Kinder bekommen. Die Schwangere hatte sich immer Kinder gewünscht; ihr Partner hat bereits Kinder aus einer früheren Beziehung.

20) Bei den Eltern eines Kindes im Schulalter, deren zweites Kind vor wenigen Jahren an einem Infekt verstarb, ist es der Vater, der sich über die unerwartet eingetretene Schwangerschaft freut, während die Mutter dieser Schwangerschaft noch ambivalent gegenübersteht. Der Vater verdeutlicht, daß sie sich nach dem Tod ihres Kindes nicht aktiv für eine neue Schwangerschaft entscheiden konnten.

Beispiele für negative Reaktionen auf die unerwartet eingetretene Schwangerschaft:

Bei diesen Beispielen, vor allen den ersten, zu denen uns katamnestische Daten vorliegen, deutet sich häufig zugleich eine Veränderung in Richtung einer Annahme der Schwangerschaft an.

21) Die Eltern von 2 halbwüchsigen Kindern betrachteten ihre Familienplanung als abgeschlossen. Sie waren davon ausgegangen, daß sie nun, nachdem ihre Kinder soweit herangewachsen waren, eine andere Art zu Leben beginnen könnten. Die jetzige Schwangerschaft war trotz einer Spirale eingetreten. Als nach der Chorionzottenbiopsie der Befund einer Trisomie 21 vorliegt, sind beide Eltern sehr betroffen; damit hatten sie nicht gerechnet. In der Zwischenzeit haben sie sich bereits auf die Schwangerschaft eingestellt und beide erwecken nun den Eindruck der Trauer. Die Schwangere hatte bereits begonnen, für das Baby zu stricken.

22) Die Eltern von drei Kindern haben zunächst versucht, die Schwangerschaft aufgrund einer sozialen Indikation abbrechen zu lassen, doch fanden sie bei den beiden von ihnen deswegen angesprochenen Ärzten hierfür keine Unterstützung. Weitere Versuche in dieser Richtung, parallel zur Chorionzottenbiopsie, verzögern sich so, daß sich die Eltern schließlich für ihr Kind entscheiden. Bereits während des Beratungsgesprächs entstand der Eindruck, als könnten sich die Eltern doch auf diese Schwangerschaft einstellen. Die Schwangere muß nun während der Schwangerschaft liegen, was sie befürchtet hatte, doch hat sie inzwischen eine Hilfe im Haushalt. Wenige

Wochen nach der Chorionzottenbiopsie meint sie, sie sei nun gelassen und empfinde allmählich Freude.

23) In einem weiteren Fall gehen die Eltern von zwei kleinen Kindern davon aus, daß aufgrund der Bandscheibenbeschwerden der Schwangeren eine medizinische Indikation für einen Schwangerschaftsabbruch vorliegt. Die Schwangere ist sehr verängstigt, da sie von ihren Ärzten zur Schonung angehalten und davon gesprochen worden war, daß eine Operation nötig werden könnte. Diese Eltern können nicht verstehen, daß weder der Hausarzt noch der Orthopäde ihre Sicht teilen. Wenige Wochen nach der Chorionzottenbiopsie scheint sich auch diese Schwangere positiv auf die Schwangerschaft eingestellt zu haben. Sie befürchtet zwar weiterhin Probleme mit ihrer Wirbelsäule, die durch die Schwangerschaft und das Tragen ihrer noch kleinen Kinder verstärkt werden könnten, doch berichtet sie hierüber erst auf Nachfrage. Über die Mitteilung des Befundes hat sie sich "ziemlich gefreut".

Bei den folgenden Beispielen stehen uns keine katamnestischen Daten zur Verfügung, sodaß wir nicht abschätzen können, ob und wann es zu einem Wandel der eher negativen Einstellung zur Schwangerschaft gekommen ist. Vereinzelt deutet sich ein solcher Wandel jedoch bereits im Beratungsgespräch an:

24) Die 44-jährige Mutter von 5 Kindern im Alter von unter 2 bis knapp 20 Jahren berichtet, sie sei zunächst "krank vor Sorge" gewesen wegen dieser nicht erwünschten Schwangerschaft. Das 5. Kind habe sie damals jedoch haben wollen, und sie habe sich deshalb damals trotz Anraten ihres Frauenarztes gegen eine Pränataldiagnostik entschieden. Bereits während des Beratungsgespräches deutet sich an, daß sich diese Schwangere auch auf die jetzige Schwangerschaft einstellen kann.

25) Auch für Eltern ohne Kind kann es zur negativen Aufnahme einer unerwartet eingetretenen Schwangerschaft kommen: Dies zeigte sich z.B. bei einem Elternpaar, das bisher eine Fehlgeburt und einen Schwangerschaftsabbruch aufgrund der psychischen Situation der Schwangeren erlebt hat.

Für manche Eltern stellt die Chorionzottenbiopsie eine Möglichkeit dar, die unerwünschte Schwangerschaft doch zu akzeptieren:

26) Die Eltern von 3 Kindern, von denen das jüngste bereits über 10 Jahre alt ist, deuten an, daß sie diese Schwangerschaft akzeptieren können, "wenn das Kind gesund ist".

27) Vereinzelt ist auch der fehlende Partner Anlaß für eine negative Reaktion auf die Schwangerschaft; so im Fall einer alleinerziehenden Mutter. Auch sie meint diese Schwangerschaft leichter akzeptieren zu können, wenn das Kind gesund ist.

Die hier aufgeführten Beispiele zeigen sehr deutlich, daß die Chorionzottenbiopsie in eine Phase fällt, die durch Verunsicherung der Eltern im Zusammenhang mit der eingetretenen Schwangerschaft und die sich dadurch für sie veränderte familiale Situation geprägt ist. Das Angebot der Chorionzottenbiopsie, das von den Eltern auch als Hinweis darauf interpretiert werden kann, daß ein bestimmtes Risiko für sie besteht, kann diese Verunsicherung noch verstärken. Für andere, die bereits um Risiken wissen oder solche befürchten kann die Pränataldiagnose eine Möglichkeit zur Verringerung einer bestehenden Verunsicherung beiinhalten. Für einige der Eltern, insbesondere für solche, die auf die eingetretene Schwangerschaft eher negativ reagieren, trägt die Möglichkeit zur Chorionzottenbiopsie dagegen zur Erleichterung ihrer als schwierig erlebten Situation bei und führt zu einer Reduzierung der durch die unerwünschte Schwangerschaft aufgetretenen Verunsicherung.

Möglicherweise spielt hierbei auch folgendes eine Rolle: Diese Eltern hatten das Eintreten der Schwangerschaft nicht geplant, sie erleben es nicht als selbstbestimmt. Mit der Entscheidung für die Chorionzottenbiopsie und der Verknüpfung der Entscheidung über die Fortsetzung der Schwangerschaft mit dem Ausgang dieser Untersuchung haben die Eltern nun doch noch eine Möglichkeit, über die Schwangerschaft zu bestimmen. So können sie die Schwangerschaft leichter akzeptieren.

Bereits wenige Wochen nach dem Beratungsgespräch vor der Chorionzottenbiopsie, bereits zum Zeitpunkt des Vorliegens des Befundes - wie sich bei pathologischen Befunden zeigt - hat sich für viele Eltern die Situation bereits stabilisiert. Nicht zuletzt durch die Ultraschalluntersuchungen vor und während der Chorionzottenbiopsie wird die Einstellung auf die Schwangerschaft, das Akzeptieren dieser Schwangerschaft gefördert. Auf die Beziehungsaufnahme zum Kind in Abhängigkeit von der Pränataldiagnostik gehen wir unter Abschn. 5.7.4 näher ein.

5.4 Erwartungen der Eltern an die Beratung und an die Chorionzottenbiopsie

Nicht in jedem Beratungsgespräch wurde klar, was die jeweiligen Eltern von der Chorionzottenbiopsie und von der Beratung selbst erwarteten. In diesen Fällen wurde vom Berater als selbstverständlich vorausgesetzt, daß die Eltern ausführliche Informationen zu den beiden Untersuchungen Chorionzottenbiopsie und Amniozentese suchen, um sich entscheiden zu können, ob überhaupt, und wenn ja, welche Untersuchung sie wünschen. Häufig verwies der Berater zu Beginn des Gesprächs auf dieses als gemeinsam betrachtetes Ziel des Beratungsgesprächs (vgl. 5.2.3) und erhielt dann in der Regel die Zustimmung der Eltern.

Daten zu den Erwartungen der Eltern wurden nur in den Fällen erhoben, in denen die Untersucherin am Beratungsgespräch teilnahm (=38). Da jedoch nicht in allen Beratungsgesprächen dieser Gesichtspunkt explizit angesprochen wurde, und die Erwartungen der Eltern dann nicht immer aus dem Gesamtzusammenhang des Gesprächs erschlossen werden konnten, liegen uns nicht für alle Fälle Angaben hierzu vor.

Hinsichtlich der **Erwartungen an das Beratungsgespräch** entstand in 8 Fällen der Eindruck, als seien die Eltern nur zu diesem Gespräch gekommen, weil es zur Chorionzottenbiopsie "dazugehört". Die meisten anderen Eltern haben zwar auch das Gespräch vor der Chorionzottenbiopsie in der genetischen Beratungsstelle nicht von sich aus gesucht, doch haben sie sich davon hilfreiche nähere Aufklärung über die Untersuchung erwartet. Eine der Schwangeren erwähnte in diesem Zusammenhang eine Liste von Fragen, die sie sich vor dem Gespräch zusammengestellt hatte. Mit der Möglichkeit zu einem sehr ausführlichen Gespräch, in das alle anstehenden Fragen und bisherige Erfahrungen eingebracht werden können, wurde wohl weniger gerechnet, wenn vielleicht auch darauf gehofft. Dies wird vor allem dadurch deutlich, daß die Schwangeren gerade auch diese Gesichtspunkte im katamnestischen Gespräch als positiv hervorhoben, zum Teil mit einem Ton des Erstaunens, daß dies möglich war (vgl. 5.7.3).

Die **Erwartungen an die Pränataldiagnostik**, insbesondere an die Chorionzottenbiopsie, ergaben sich zumeist im Verlauf des Gesprächs, zum Teil fragte der Berater auch mehr oder weniger direkt danach. Insgesamt erkundigten sich die Berater jedoch eher in recht offener Weise danach, wie es dazu kam, daß die Schwangere nun zur Chorionzottenbiopsie angemeldet ist, oder sie nahmen die Anmeldung zur Chorionzottenbiopsie in der Frauenklinik als Ausgangspunkt für ihre Bitte an die Eltern, zu erzählen, wie es dazu kam. Dabei kamen die Erwartungen, Hoffnungen, Wünsche und Bedürfnisse der Eltern häufig eher indirekt zum Ausdruck; selten wurden sie explizit ausgesprochen. Zusammenfassend läßt sich folgender Eindruck vermitteln:

Überwiegend ging es den Eltern darum, das in ihrer Situation gegebene spezifische Risiko - sei es aufgrund des Alters oder aufgrund bestimmter Erkrankungen in der Familie - anzugehen und möglichst auszuschalten. Der Wunsch, alle technischen Möglichkeiten zu nutzen, die zur Verfügung stehen, wurde dabei seltener deutlich. Ebenfalls selten wurde ein Bedürfnis nach "Sicherheit" angesprochen, verbunden mit der Vorstellung, die Pränataldiagnostik garantiere, daß das erwartete Kind gesund sein wird. Die Erwartung, durch die Chorionzottenbiopsie beruhigt zu werden bzw. wieder ruhiger zu werden, zeigt sich häufiger, manchmal mehr, manchmal weniger deutlich (in 14 der 38 Fälle). Zuweilen (n=4) entstand der Eindruck, und vereinzelt (n=3) wurde auch explizit angesprochen, daß die Möglichkeit der Chorionzottenbiopsie das Akzeptieren der unerwartet eingetretenen Schwangerschaft erleichtert. Doch gab es auch Eltern, die auf eine für sie gerechtfertigt erscheinende Möglichkeit zu einem Schwangerschaftsabbruch zu hoffen schienen.

Werden während des Beratungsgesprächs Erwartungen der Eltern deutlich, die weder von den Gesprächsmöglichkeiten noch von den Diagnosemöglichkeiten her erfüllbar sind, gehört es zu den Aufgaben des Beraters, die Eltern hierüber aufzuklären. So müssen Eltern, die auf einen Schwangerschaftsabbruch "hoffen", wissen, daß die Wahrscheinlichkeit, daß die Chorionzottenbiopsie zu einem Befund führt, der ihnen einen Schwangerschaftsabbruch "gerechtfertigt" erscheinen läßt, sehr niedrig liegt.

Berücksichtigen wir bei unserem Überblick über die Erwartungen der Eltern den Kinderwunsch und die Indikation, erscheint uns vor allem folgendes von Bedeutung: Das insgesamt selten geäußerte Bedürfnis nach Sicherheit wird eher bei denjenigen Eltern deutlich, bei denen die Indikation in einem Wiederholungsrisiko besteht, bei Eltern, die bereits ein behindertes Kind haben bzw. deren behindertes Kind früh starb. Eine Ausnahme bildet hier Frau B, die aufgrund ihres Alters eine Pränataldiagnostik wünscht. Deren Partner vermittelt, er habe keinerlei Angst, daß das Kind krank oder behindert sein könnte; in seiner ganzen weitläufigen Verwandtschaft käme derartiges nicht vor. Diese Schwangere scheint unter besonderem Druck zu stehen, nicht die einzige und erste in dieser Familie zu sein, der so etwas zustößt. Die Erwartung, durch die Chorionzottenbiopsie ruhiger zu werden, zeigt sich ebenfalls überwiegend bei Eltern mit einem spezifischen Wiederholungsrisiko sowie wiederum bei Frau B. Das Bedürfnis, alles zu nutzen, was an Möglichkeiten gegeben ist, zeigt sich demgegenüber eher bei Eltern mit einer Altersindikation.

Nicht ganz eindeutig, ob die Eltern eine Erleichterung der Annahme der Schwangerschaft erwarten oder die "Rechtfertigung" eines Schwangerschaftsabbruchs, ist die Situation in 2 Fällen, in denen die Eltern noch Schwierigkeiten haben, sich auf die unerwartet eingetretene Schwangerschaft einzustellen. (Beide Fälle gehören zur Gruppe mit Altersindikation). In 2 weiteren Fällen, in denen die Eltern noch mit der unerwartet eingetretenen Schwangerschaft hadern, geht es dagegen eher um eine Erleichterung der Annahme dieser Schwangerschaft (je 1 Fall aus jeder der beiden Indikationsgruppen). Ebenfalls um die Erleichterung der Annahme der Schwangerschaft geht es in 3 Fällen, in denen die Schwangerschaft zunächst eher negativ aufgenommen wurde, die Eltern sich nun jedoch zunehmend darüber freuen.

Die Nutzung des Angebotes zum Ausschluß spezifischer Risiken, zeigt sich in beiden Indikationsgruppen und sowohl bei denjenigen, die die Schwangerschaft geplant haben als auch bei denjenigen, die sie zwar nicht planten, die sich nun jedoch darüber freuen.

5.5   Vorwissen und Erfahrungen der Eltern mit der Pränataldiagnostik

In der Regel versucht sich der Berater einen Eindruck vom Vorwissen der Eltern zu vermitteln, um sich daran orientieren zu können. Die Aussagen der Eltern hierzu sind jedoch eher global. Diejenigen, die berichten, daß sie schon viel darüber wissen, nennen zwar z.T. zusätzlich 1 oder 2 konkrete Stichpunkte, doch ist es für den Berater eher schwierig, sich ein genaues Bild über das Vorwissen der Eltern zu machen, ohne diese "auszufragen", was den Charakter des Gesprächs eher negativ beeinflussen könnte. Der Berater informiert daher über alle ihm wichtig erscheinenden Gesichtspunkte. Auf die Punkte, die von den Eltern schon angesprochen wurden, nimmt er dabei Bezug: die Eltern bestätigend, das Vorwissen differenzierend oder auch - falls erforderlich - korrigierend.

Die Informationsquelle für die Schwangeren ist zumeist der Frauenarzt, zuweilen sind es auch andere Ärzte; nur selten ist es eine vorausgegangene genetische Beratung (vgl. 5.3.1). In einem Fall hatten die Eltern ihre Informationen von verschiedenen Ärzten und vor allem von der Selbsthilfegruppe, deren Mitglied diese Eltern eines Kindes mit Mukoviscidose sind. Darüberhinaus spielen auch Zeitschriften bis hin zur Fachliteratur sowie die Medien für einige der Eltern eine Rolle. Ausführliche Diskussionen im Bekanntenkreis ("seit einem Jahr") sind für Frau R eine wesentliche Informationsquelle. Andere wenden sich an einen zweiten Frauenarzt oder an Ärzte in ihrem Bekanntenkreis. Das Ausmaß und die Qualität der (Vor)Information variiert offensichtlich recht stark.

Unserer Ausführungen über das Vorwissen der Eltern (n=38), die mit einer Ausnahme bereits zur Chorionzottenbiopsie angemeldet waren als sie zur Beratung kamen, lassen allerdings nur in eingeschränktem Maße eine Einschätzung der zuvor durch den Frauenarzt vermittelten Information zu, eher eine Einschätzung der Auswirkungen dieser Information. Sie geben einen Hinweis darauf, was die Eltern davon verstanden haben bzw. was ihnen wichtig ist.

Das, was an Vorwissen zur Chorionzottenbiopsie oder auch zur Amniozentese von den Eltern konkret ins Gespräch eingebracht wird, ist eher gering. Es beschränkt sich im wesentlichen darauf, daß es diese Untersuchung gibt, den frühen Zeitpunkt der Chorionzottenbiopsie im Vergleich zur Amniozentese und die Indikation im jeweiligen Fall. Vereinzelt scheinen die Eltern bereits zu wissen, daß es um die Untersuchung von Chromosomen geht und ebenfalls vereinzelt wird von "Gewebestückchen", die entnommen werden, gesprochen. Eine der Schwangeren, eine Ärztin, hatte einen kurz zuvor in einer Fachzeitschrift erschienenen Artikel über die Chorionzottenbiopsie gele-

sen und schien dementsprechend relativ viel über die Untersuchungsmethode zu wissen, ohne jedoch einzelne Fakten anzusprechen. Auch in diesem Fall wurde dem Berater das Vorwissen der Schwangeren, und noch weniger das ihres Partners, deutlich. Diese Schwangere betonte im katamnestischen Gespräch, es sei ihr vor allem darum gegangen, Näheres über die örtli-
chen Gegegebenheiten zu erfahren sowie daß ihr Partner ebenfalls die notwendigen Informtionen erhielt bzw. daß sie gemeinsam informiert wurden.
Daß der Partner mit einbezogen und auch er direkt informiert wird, sprachen
auch andere Schwangere als wichtig an. Dies zeigte sich u.a. in den katamnestischen Gesprächen, wenn die Schwangeren berichteten, wie wichtig es
ihnen war, Zeit zum Überdenken zu haben, und mit dem Partner nochmals
in Ruhe darüber reden zu können (vgl. 5.7.3).

Vorwissen über mögliche Konsequenzen (Entscheidung über Fortsetzen der
Schwangerschaft oder Schwangerschaftsabbruch bei pathologischem Befund;
in der Regel keine Heilungsmöglichkeiten) schien durchgehend vorhanden
zu sein bzw. wurde vom Berater als selbstverständlich vorausgesetzt. Häufig
kam es nur implizit zum Ausdruck oder als zustimmendes Nicken zu entsprechenden Ausführungen des Beraters. Über die unterschiedliche Form eines
Schwangerschaftsabbruchs im ersten und im zweiten Schwangerschaftsdrittel
wußte kaum jemand Bescheid. Dies lies sich vor allem aus den Rückmeldun-
gen über diese vom Berater vermittelte Information schließen.

Soweit auf Unterschiede zwischen der Amniozentese und der Chorionzottenbiopsie von den Eltern eingegangen wurde bzw. Vorwissen hinsichtlich
solcher Unterschiede zum Ausdruck kam, bezog es sich überwiegend und
fast ausschließlich auf den unterschiedlichen Zeitpunkt der Durchführung).
Einige wußten zudem etwas über das Fehlgeburtenrisiko, auch wenn es nicht
immer ganz zutraf. So berichtete Frau D, sie habe von ihrem Frauenarzt gehört, daß die Risiken der Amniozentese und der Chorionzottenbiopsie etwa
gleich seien. Frau G hatte sich bei einem mit ihr befreundeten Gynäkologen
erkundigt, der sich seinerseits ihretwegen näher über die Chorionzottenbiopsie informierte; so kannte sie in etwa die Risiken dieser Methode sowie die
der Amniozentese. In 13 Fällen wußten die Eltern, daß ein Fehlgeburtenrisiko besteht und daß es höher liegt als bei der Amniozentese. Andere Eltern
stellten dies als konkrete Frage. In einem weiteren Fall nannte die Schwangere Blutungen als Risiko der Chorionzottenbiopsie. Auch habe ihr Arzt erwähnt, daß die Chorionzottenbiopsie noch nicht so erprobt sei wie die Am-

niozentese. Frau H, die sich bei zwei Frauenärzten erkundigt hatte, fürchtete im Zusammenhang mit der unterschiedlichen Erfahrung "Wischi-Waschi-Befunde" bei der Chorionzottenbiopsie.

Auch darüber, was untersucht wird und welche Aussagemöglichkeiten bestehen, ist das Vorwissen eher gering. Daß die Möglichkeiten überschätzt werden, zeigt sich zuweilen in der Reaktion der Eltern auf entsprechende Informationen des Beraters. Andere Eltern scheinen durchaus zu wissen, daß nicht "alles" diagnostiziert werden kann. Einige Eltern sprechen an, daß man das Down-Syndrom erkennen kann. Eine Schwangere nennt Chromosomenstörungen insgesamt (sie hatte ein Kind mit Trisomie 18). Frau J erwähnt neben der Möglichkeit, das Down-Syndrom zu erkennen, daß aus dem Blut der Mutter Hinweise auf einen offenen Rücken des Kindes gewonnen werden können. Frau K, Frau N und Frau H wissen, daß nur bei der Amniozentese, nicht jedoch bei der Chorionzottenbiopsie das Alpha-Fetoprotein bestimmt werden kann (als Hinweis auf eine Spaltbildung des Rückens). Die Eltern I hegen die Hoffnung, daß man mit der Chorionzottenbiopsie mehr erkennen kann als mit der Amniozentese. Frau A, die bereits Erfahrungen mit einer Amniozentese und einem Trisomie-21-Befund hat, verwies darauf, daß es noch wenig über die Chorionzottenbiopsie nachzulesen gibt. Doch scheinen diese Eltern zu wissen, daß es sich auch hierbei, wie bei der Amniozentese, um eine Chromosomenuntersuchung handelt; sie wissen, daß das Fehlgeburtenrisiko bei der Chorionzottenbiopsie höher ist als bei der Amniozentese, und die Aussagemöglichkeiten geringer. Frau C, die ebenfalls Erfahrungen mit einer Amniozentese hat, weiß, daß es bei der Chorionzottenbiopsie nicht um die Untersuchung des Fruchtwassers, sondern um "Gewebestückchen" geht. Eine weitere Schwangere wußte etwas von "Plazentastückchen", nicht jedoch, daß es zwei Methoden (die Chorionzottenbiopsie und die Amniozentese) gibt .

Vorwissen über die Höhe des eigenen Risikos, ein behindertes Kind zu bekommen, wurde in 8 der 38 Fälle deutlich und bestand vermutlich in 3 weiteren Fällen (in 2 dieser Fälle waren die Eltern bereits zuvor genetisch beraten worden und ihnen lag ein Brief über diese Beratung mit den entsprechenden Angaben vor). Ansonsten wußten oder vermuteten die Eltern lediglich, daß das Risiko bei ihnen erhöht ist, wobei sie dies - soweit sie sich dazu äußerten - eher überschätzten.

5.6 Sichtweisen und Wertorientierungen der Eltern

Um uns den Sichtweisen und Wertorientierungen der Eltern zu nähern, gehen wir zunächst auf deren Einschätzung des Fehlgeburtenrisikos und deren Umgang damit ein. Bereits bei der Beschreibung der Erwartungen der Eltern wurden Aspekte ihrer Einschätzung der Pränataldiagnostik sichtbar, verbunden mit ihren Hoffnungen, Bedürfnissen und Wünschen, die sie mit dem erwarteten Kind verknüpfen. In engem Zusammenhang damit steht auch deren Einschätzung des Fehlgeburtenrisikos. Die Wertorientierungen der Eltern stehen dabei eher im Hintergrund; doch kann die Frage der eigenen Verantwortung eine Rolle spielen im Gegensatz zur Sicht, "dann hat es die Natur so gewollt", wenn es zu einer Fehlgeburt kommt (vgl. 5.6.1). Im Zusammenhang mit der Einschätzung eines Schwangerschaftsabbruchs kommen Wertorientierungen der Eltern deutlicher zum Ausdruck, und sie erstrecken sich nicht nur auf den Bereich der eigenen Verantwortung (vgl. 5.6.2). Im Zusammenhang mit dem Thema Schwangerschaftsabbruch finden sich zuweilen auch Einstellungen zum Beginn menschlichen Lebens bzw. eher darüber, ab wann das erwartete Kind für die Eltern zum Kind wird. Ebenso können Einstellungen gegenüber Behinderten allgemein und gegenüber Behinderten in der eigenen Familie in das Beratungsgespräch einfließen.

In den katamnestischen Gesprächen können diese Einstellungen gegenüber Behinderten, zum Schwangerschaftsabbruch sowie zu persönlicher Autonomie der Entscheidung sehr viel deutlicher werden, vor allem in den Antworten der Schwangeren auf die Frage, ob sie Frauen verstehen können, die sich gegen die Pränataldiagnostik entscheiden(vgl. 5.6.3).

5.6.1 Zum Fehlgeburtenrisiko der Chorionzottenbiopsie

Betrachten wir die Einschätzung des Fehlgeburtenrisikos fällt zunächst auf, daß während des Beratungsgesprächs die Mehrzahl der Eltern das Fehlgeburtenrisiko nicht als Problem anspricht, während in einer Befragung direkt nach dem Beratungsgespräch (Fehlings 1989) 54% der Schwangeren Angst vor einer Fehlgeburt angaben.

In Tab. 9 wird danach differenziert, ob das Fehlgeburtenrisiko für die Eltern ein Problem darstellt, das möglicherweise ihre Vorentscheidung für die Chorionzottenbiopsie in Frage stellt, oder ob sie Risiken gegeneinander abwägen: das Risiko der Fehlgeburt gegenüber dem Risiko, ein behindertes Kind zu erwarten bzw. dem Risiko, sehr spät in der Schwangerschaft (nach Amniozentese) mit der Problematik eines Schwangerschaftsabbruchs konfrontiert zu werden. In der ersten Gruppe werden Überlegungen deutlich wie die Sorge, eine langerwartete Schwangerschaft, ein ausgesprochenes Wunschkind, zu gefährden oder auch, die Fehlgeburt dann selbst verantworten zu müssen (s.u.). Andererseits haben auch diese Eltern letztendlich Risiken gegeneinander abgewogen, und nur 3% der Stichprobe, d.h. 14% derjenigen, die das Fehlgeburtenrisiko problematisierten, haben sich schließlich aus diesem Grund gegen die Chorionzottenbiopsie, in einem Fall auch gegen eine Amniozentese entschieden.

Tab. 9: Problematisierung des Fehlgeburtenrisikos, differenziert nach der Indikation

Indikation Fehlgeburtenrisiko	Alter (n=105)		Wdh.risiko (n=25)	
problematisiert	24	23%	4	16%
abgewogen	11	10%	3	12%
nicht probl.	65	62%	14	56%
keine Angabe	6	6%	4	16%

Der relativ hohe Anteil fehlender Angaben zur Einschätzung des Fehlgeburtenrisikos in der Gruppe der Eltern mit spezifischem Wiederholungsrisiko läßt eine Interpretation möglicher Unterschiede zwischen beiden Indikationsgruppen zunächst nicht zu (vgl. Tab. 9). Andererseits spricht das Kategorisierungsverhalten der Berater dafür, daß das Fehlen der Kategorisierung zum Fehlgeburtenrisiko (k.A.) beinhaltet, daß das Fehlgeburtenrisiko während des Beratungsgesprächs nicht problematisiert wurde. Addieren wir für beide Indikationsgruppen die Fälle ohne Angabe zur Kategorie "Fehlgebur-

tenrisiko nicht problematisiert", zeigt sich, daß sich die beiden Indikationsgruppen nur wenig unterscheiden.

Die sehr naheliegende Tendenz, daß Eltern, die sich über die Schwangerschaft freuen, das Fehlgeburtenrisiko eher als Problem ansprechen als Eltern, die Schwierigkeiten haben, sich auf die unerwartet eingetretene
Schwangerschaft einzustellen, deutet sich an (vgl. Tab. 10 und 11). Addieren
wir auch hier die Fälle ohne Angabe zu denen, in denen das Fehlgeburtenrisiko nicht problematisiert wird, zeigt sich diese Tendenz zwar deutlicher,
doch ist zu berücksichtigen, daß die einzelnen Untergruppen sehr klein sind.
Auf jeden Fall erscheint bemerkenswert, daß auch für Eltern, die eher negativ auf die unerwartet eingetretene Schwangerschaft reagieren, das Fehlgeburtenrisiko ein Problem darstellen kann.

Tab. 10: Problematisierung des Fehlgeburtenrisikos durch die Eltern mit der
Indikation "erhöhtes Alter der Mutter" (n=105), differenziert nach dem Kinderwunsch

Schwangersch. F.-risiko	geplant (n=48)		unerw+ (n=26)		unerw- (n=19)		keine A. (n=12)	
probl (n=24)	13	27%	6	23%	3	16%	2	17%
abgewogen (n=11)	5	10%	3	12%	2	11%	1	8%
n.probl (n=65)	28	58%	16	62%	13	68%	8	67%
keine A. (n=6)	2	4%	1	4%	1	5%	1	8%

Die Bezeichnungen "unerw+" und unerw-" stehen für eine positive bzw. für
eine negative Reaktion auf eine unerwartet eingetretene Schwangerschaft.

Tab.11: Problematisierung des Fehlgeburtenrisikos durch die Eltern mit spezifischem Wiederholungsrisiko (n=25), differenziert nach dem Kinderwunsch

Schwangersch. F.-risiko	geplant (n=18)	unerw+ (n= 1)	unerw- (n= 5)	keine A. (n= 1)
probl. (n= 4)	3 17%	1 100%	--	--
abgewogen (n= 3)	3 17%	--	--	--
n.probl (n=14)	10 56%	--	3 60%	1 100%
keine A. (n= 4)	2 11%	--	2 40%	--

Von den 28 Fällen, in denen die Eltern im Fehlgeburtenrisiko ein Problem sehen, liegen uns für 19 Fälle neben der Kategorisierung "ja/nein" auch Ausformulierungen vor, zum Teil auch aus den katamnestischen Gesprächen. In 5 Fällen wird dabei explizit von Schuld, von "ewigen Schuldgefühlen" und davon gesprochen, für die Fehlgeburt dann selbst verantwortlich zu sein. Es handelt sich hierbei um 17% derjenigen, für die das Fehlgeburtenrisiko ein Problem bedeutet, bzw. um knapp 4% der Stichprobe 2 (n=130).

Ein Beispiel, in dem die Schwangere relativ ausführlich auf dieses Thema einging, kann dies veranschaulichen: Frau C hatte im Beratungsgespräch wissen wollen, wie sie sich selbst nach der Chorionzottenbiopsie verhalten soll, ob sie weiter Sport betreiben könne. Es wird deutlich, daß sie alles tun möchte, um nicht noch zusätzlich das Fehlgeburtenrisiko zu erhöhen. Das gegenüber der Amniozentese erhöhte Fehlgeburtenrisiko der Chorionzottenbiopsie führt bei ihr zum Wunsch nach einer frühen Amniozentese. Beim Gespräch etwa 3 Wochen nach der Biopsie werden ihre Überlegungen und Befürchtungen deutlicher: Sie habe 10-14 Tage noch etwas Sorge wegen einer Fehlgeburt gehabt. Diese Sorge sei nun ganz weg, da sie ja nun die kritische Phase überstanden habe. Sie habe sich nicht nur im Beratungsgespräch, sondern auch bei dem Arzt, der die Biopsie durchführte, nochmals erkundigt, wie lange sie im Zusammenhang mit der Biopsie mit einer Fehlgeburt rechnen müsse. Und sie habe sich auch nochmals wegen des Sports erkundigt. Obwohl der Arzt gemeint habe, Sport sei nicht von ausschlaggebender Bedeutung, habe sie eine Woche mit dem Sport ausgesetzt. Sport sei ihr sehr wichtig, doch sei es ihr nicht schwergefallen, diese eine Woche darauf zu verzichten. Sie habe "große Sorge" gehabt, daß es zu einer Fehlgeburt kommt, und daß sie diese dann selbst "verschuldet" hat.

Obwohl wir nicht ausschließen, daß auch andere Schwangere bzw. Eltern aufgrund der eigenen Verantwortlichkeit oder befürchteten Schuldgefühlen ein Problem im Fehlgeburtenrisiko sehen, ohne dies uns gegenüber auszusprechen, zeigt sich, daß dieser Zusammenhang nicht für alle zutrifft. In mehreren Beratungen wurde eine Sicht deutlich, die sich folgendermaßen zusammenfassen läßt: Eine Fehlgeburt wäre zwar schlimm, "aber dann hat's nicht sein sollen" bzw. "dann soll es wohl so sein". Möglicherweise treten auch beide, eher gegensätzlich wirkenden Begründungen gemeinsam auf, wenn auch der Aspekt der eigenen Verantwortung nicht explizit ausgesprochen wird: Frau Ge, die zusammen mit ihrem Partner deutlich zögerte, ob sie aufgrund des Fehlgeburtenrisikos und angesichts des relativ niedrigen Risikos, ein behindertes Kind zu erwarten, die Chorionzottenbiopsie durchführen lassen will, meinte im nachhinein: Jetzt könne ja nichts mehr passieren, es sei bereits 3-4 Wochen her; und wenn doch, dann sei es "biologisch". Sie spricht jedoch nicht aus, was demgegenüber eine Fehlgeburt in den ersten 3-4 Wochen für sie bedeutet hätte.

Daß im Fehlgeburtenrisiko ein Problem gesehen wird, kann sich auch indirekt zeigen und ohne daß Begründungen erkennbar werden. So betont eine Schwangere immer wieder, sie habe gedacht, das Risiko sei bei der Chorionzottenbiopsie und der Amniozentese gleich hoch. Frau Do meinte im katamnestischen Gespräch, sie habe sich nicht zuletzt auf Wunsch ihres Partners für eine Amniozentese entschieden; das nächste mal werde sie sich jedoch für eine Chorionzottenbiopsie entscheiden, wenn das Fehlgeburtenrisiko dann niedriger wäre.

Unter den 37 Fällen, zu denen uns katamnestische Daten vorliegen, kam es in einem Fall nach der Chorionzottenbiopsie zu einer Fehlgeburt (bei unauffälligem Chromosomenbefund). Dieses Beispiel zeigt eine Möglichkeit der Verarbeitung in den ersten Wochen nach dieser als traumatisch erlebten Situation. Für diese Schwangere hatte das Fehlgeburtenrisiko im Beratungsgespräch eine Rolle gespielt: Sie hatte sich während des Beratungsgesprächs erleichtert darüber gezeigt, daß das Risiko für eine Fehlgeburt niedriger liegt, als sie befürchtet hatte. Nach der Fehlgeburt meint sie nun, man habe es in der Beratung nicht so schlimm dargestellt.

Es selbst beinahe nicht überlebt zu haben, sei ihr damals kein Trost gewesen. Es hätte ihr zu diesem Zeitpunkt nichts ausgemacht, auch zu sterben. Rational könne sie das schon verarbeiten; für sie sei es ein "unglückliches Zusammenspiel", eine "Pechsträhne". Dabei habe sie doch gesundheitlich die besten Voraussetzungen für die Schwangerschaft gehabt; und sie habe auch sofort Rücksicht auf das Kind genommen.

5.6.2   Problematisierung eines möglichen Schwangerschaftsabbruchs

Das Ausmaß, in dem Wertorientierungen ins Beratungsgespräch einfließen, variiert in Abhängigkeit vom Berater, den jeweiligen Eltern und der spezifischen Beratungssituation. Die Berater sprechen in der Regel das Thema Schwangerschaftsabbruch an; doch ob sie den Schwangerschaftsabbruch "neutral" als mögliche Handlungsalternative bei einem pathologischen Befund ansprechen oder als potentiellen Konflikt, und ob sie sich nach den Vorüberlegungen der Eltern hierzu erkundigen, variiert nicht nur zwischen den Beratern, sondern auch zwischen den verschiedenen Beratungen ein und desselben Beraters. Manche Eltern sprechen dieses Thema von sich aus an, andere gehen nicht weiter auf Versuche des Beraters in diese Richtung ein; in anderen Fällen kommt es zu einem relativ ausführlichen und differenzierten Gespräch über mögliche Konflikte in diesem Zusammenhang. So kann es vorkommen, daß der Berater (oder auch die Untersucherin, wenn sie am Gespräch teilnahm) anhand der Kodierbögen festhielt, daß die Eltern einen möglichen Schwangerschaftsabbruch nicht problematisierten, im katamnestischen Gespräch oder auch im Gespräch nach einem auffälligen Befund jedoch deutlich wurde, daß ein Schwangerschaftsabbruch sehr wohl für die Eltern ein Problem darstellt. Zum Teil scheinen die Eltern diesem Thema mehr oder weniger bewußt aus dem Weg zu gehen, solange kein auffälliger Befund vorliegt. Auch können Eltern zum Zeitpunkt des Beratungsgesprächs meinen, daß ein Schwangerschaftsabbruch bei auffälligem Befund kein Problem für sie darstellt, später jedoch berichten, daß sie in einem solchen Fall doch nicht gewußt hätten, was sie letztendlich tun.

Daß während des Beratungsgesprächs ein Schwangerschaftsabbruch von den Eltern nicht problematisiert wird, heißt also nicht notwendigerweise, daß sich ein Schwangerschaftsabbruch für sie konfliktfrei darstellt. Wie ambivalent dies Thema erlebt wird zeigt sich u.a. in einem Fall, in dem die Schwangere betont, ein Schwangerschaftsabbruch stelle für sie kein Problem dar, während sie zugleich darauf verweist, sie wisse, das sei Mord.

Obwohl sich u.a. vom Berater festgehaltene Aussagen von Eltern derart finden den "man wäre ja nicht normal" (wenn man nicht die Möglichkeit zur Pränataldiagnostik und zum Schwangerschaftsabbruch nutzt), entstand insgesamt der Eindruck, daß für die Eltern, aus welchen Gründen auch immer, ein Schwangerschaftsabbruch keineswegs konfliktfrei ist.

Im folgenden kommt es uns darauf an, das Spektrum von Gesichtspunkten aufzuzeigen, aus denen wir schließen, daß ein Schwangerschaftsabbruch für die Eltern ein Problem (oder auch kein Problem) darstellt, und anhand weniger Beispiele die Komplexität und Ambivalenz der Sichtweisen der Eltern zum Schwangerschaftsabbruch zu veranschaulichen. Zuvor möchten wir jedoch einen Überblick darüber geben, wie oft es unter den oben beschriebenen einschränkenden Bedingungen während des Beratungsgespräch zu einer Problematisierung eines Schwangerschaftsabbruchs durch die Eltern gekommen ist:

Im Beratungsgespräch gibt weniger als die Hälfte der Eltern zu erkennen, daß sie einen möglichen Schwangerschaftsabbruch bei einem pathologischen Befund nicht ohne Probleme sieht. Die beiden Indikationsgruppen unterscheiden sich dabei nur wenig (vgl. Tab. 12). Auch hier können wir wie im Zusammenhang mit dem Fehlgeburtenrisiko annehmen, daß die fehlende Angabe (k.A.) zu diesem Gesichtspunkt mit großer Wahrscheinlichkeit darauf beruht, daß ihn die Eltern im Beratungsgespräch nicht problematisierten.

Tab. 12: Problematisierung eines möglichen Schwangerschaftsabbruchs
durch die Eltern der Stichprobe 1 (n=157), differenziert nach der Indikation

Indikation Problematisierung	Alter (n=123)		spez.Wdh.risiko (n=34)	
ja (n=66)	53	43%	13	38%
nein (n=80)	64	52%	16	47%
k.A. (n=11)	6	5%	5	15%

Es deutet sich an, daß Eltern, die negativ auf die eingetretene Schwangerschaft reagieren, seltener einen Schwangerschaftsabbruch als Problem ansprechen als Eltern, die sich über die Schwangerschaft freuen bzw. die die
Schwangerschaft planten. Es fällt jedoch auf, daß ein Schwangerschaftsabbruch auch für eine beträchtliche Zahl der Eltern ein Problem darstellt, die
Schwierigkeiten haben, sich auf die unerwartet eingetretene Schwangerschaft
einzustellen (vgl. Tab. 13).

Tab. 13: Problematisierung eines möglichen Schwangerschaftsabbruchs
durch die Eltern der Stichprobe 1 (n=157), differenziert nach dem Kinderwunsch

Schwangersch. Problematisierung	geplant (n=77)		unerw+ (n=33)		unerw- (n=30)		k.A. (n=17)	
ja (n=66)	35	45%	14	42%	11	37%	6	35%
nein (n=80)	39	51%	17	52%	17	57%	7	41%
k.A. (n=11)	3	4%	2	6%	2	7%	4	24%

Die Problematisierung eines Schwangerschaftsabbruchs kann sich auf verschiedene Weise ausdrücken:

- Die Eltern sprechen sich generell gegen einen Schwangerschaftsabbruch aus;

- die Eltern treffen vor der Durchführung der Chorionzottenbiopsie bzw. vor Vorliegen des Befundes keine (Vor)entscheidung für oder gegen einen Schwangerschaftsabbruch;

- die Eltern betonen, daß das Ungeborene auch zu diesem frühen Zeitpunkt (im 1. Drittel der Schwangerschaft) schon ein Kind ist;

- die Eltern verdeutlichen, daß sie eine Entscheidung für einen Schwangerschaftsabbruch als schlimm empfinden bzw. meinen,

- eine solche Entscheidung würde ihnen sehr schwer fallen.

Daß dieses Thema von den Eltern während des Beratungsgesprächs nicht problematisiert wurde, heißt - wie schon aufgezeigt wurde - nicht zugleich, daß sie einen Schwangerschaftsabbruch als problemlos betrachten. Doch in einer ganzen Reihe von Fällen haben wir Hinweise darauf, daß sie tatsächlich eher keine Probleme sehen (oder auch keine Probleme zu sehen wünschen). Dabei handelt es sich um folgende:

- Im 2. Schwangerschaftsmonat wird noch keine Beziehung zum Kind erlebt oder auch das Kind noch nicht als Kind wahrgenommen;

- es besteht unabhängig vom Befund der Wunsch nach einem Schwangerschaftsabbruch;

- es wird als "Feigheit" betrachtet, sich gegen die Pränataldiagnostik und bei einem pathologischen Befund gegen einen Schwangerschaftsabbruch zu entscheiden;

- ein Schwangerschaftsabbruch nach pathologischem Befund wird als "sicher" bzw. als selbstverständlich bezeichnet, wenn man schon "wählen" kann;

- ein Schwangerschaftsabbruch wird bei pathologischem Befund als gerechtfertigt betrachtet;

- ein Schwangerschaftsabbruch wird bei pathologischem Befund als mit dem Glauben vereinbar betrachtet;

- eine Entscheidung gegen einen Schwangerschaftsabbruch bei pathologischem Befund wird negativ, z.B. als "nicht normal" bewertet.

Diese Gesichtspunkte verweisen auf das Spektrum der vorgefundenen Sichtweisen zum Schwangerschaftsabbruch. Sie dienen zugleich als Kriterien für die Zuordnung zur Kategorie "Problematisieren eines Schwangerschaftsabbruchs" versus "Nichtproblematisieren eines Schwangerschaftsabbruchs" für die oben dargestellten Häufigkeitsverteilungen. Einige Beispiele sollen nun noch zur Veranschaulichung dienen und u.a. auf die unterschiedliche Komplexität und die zum Teil bestehende Ambivalenz gegenüber einem Schwangerschaftsabbruch verweisen:

Auf den Einfluß des Zeitpunkts der Untersuchung und den Einfluß früher Hinweise auf die Existenz des Kindes durch diagnostische Maßnahmen verweist das erste Beispiel: Eine Schwangere meint, das Kind sei doch - vor allem in der 20. Schwangerschaftswoche - "ganz fertig". Als ihr Frauenarzt bei ihr die Herztöne des Kindes abgehört habe, sei sie furchtbar erschrocken. Sie habe geweint bei dem Gedanken, daß das Kind lebendig ist, während sie sich überlegt, einen Schwangerschaftsabbruch durchführen zu lassen, wenn es nicht gesund ist.

Auf einen unterschiedlichen Umgang mit Wertorientierungen in der aktuellen bzw. vorgestellten Konfliktsituation durch die Partner verweisen folgende beiden Beispiele: Eine Schwangere, für die ein Schwangerschaftsabbruch sehr problematisch wäre, betont: "aber ich denke trotzdem daran, was wäre, wenn". Beim Berater entsteht der Eindruck, daß sie gern näher darüber sprechen würde. Ihr Partner möchte sich dagegen offensichtlich nicht auf diese Problematik einlassen. Er möchte im Beratungsgespräch nicht darüber reden und meint, das würden sie zuhause diskutieren.

In einem weiteren Fall wäre für beide Partner ein Schwangerschaftsabbruch aus religiösen Gründen problematisch. Aus der Sicht des Beraters kann sich die Schwangere jedoch eher als ihr Partner vorstellen, in ihrer Not einen Schwangerschaftsabbruch durchführen zu lassen. Sie kann den Gedanken daran zulassen, der sie jedoch gleichzeitig erschreckt. Der Berater hat in diesem Fall den Eindruck, der Partner könne es nicht fassen, daß die Schwangere sich überhaupt mit dem Gedanken an einen Schwangerschaftsabbruch auseinandersetzt; er fragt sie, wie sie dies mit ihrem Glauben vereinbaren könne.

Insbesondere das folgende Beispiel veranschaulicht die Ambivalenz, die vor allem Eltern erleben, die bereits ein Kind mit einer schwerwiegenden Erkrankung oder Behinderung haben. Nicht in jedem Fall sprechen die Eltern dies im Beratungsgespräch an. Dies kann am Berater oder an der spezifischen Beratungssituation liegen, aber auch an den Eltern, die vom Beratungsgespräch z.B. nur medizinisch-genetische Information erwarten und/oder die den Bereich ihrer Wertorientierungen aus diesem Gespräch heraushalten möchten.

Die Mutter eines Kindes mit Mukoviscidose hatte während des Beratungsgesprächs vor der Chorionzottenbiopsie einen möglichen Schwangerschaftsabbruch nicht problematisiert. Im katamnestischen Gespräch wird jedoch sehr deutlich, was der in der Zwischenzeit erfolgte Schwangerschaftsabbruch für sie bedeutet; sie hat große Schwierigkeiten, ihn zu verarbeiten.

Diese Mutter steht zu ihrer Entscheidung für den Schwangerschaftsabbruch: Diese Entscheidung sei wegen ihrer Familie, vor allem wegen ihres lebenden kranken Kindes erforderlich gewesen. Die Weiterführung der Schwangerschaft und die Geburt eines weiteren kranken Kindes hätte bedeutet, ihr bereits lebendes krankes Kind zu "opfern". Sie sei "unheimlich dankbar", daß es diese Möglichkeit der Pränataldiagnostik und des Schwangerschaftsabbruchs gibt, und daß sie diese Möglichkeit nutzen konnte.

Doch berichtet diese Mutter auch folgendes: Sie habe jede Nacht Alpträume. Die Hoffnung auf ein weiteres gesundes Kind habe sie nun aufgegeben, und sie denke an Sterilisation. Dabei wünschten sich ihre Kinder ein Geschwisterchen.

Den Eingriff der Chorionzottenbiopsie hat sie als Angriff auf ihr Kind erlebt, das sie jedoch nicht zu benennen weiß: sie bezeichnete es zunächst als "Ei", zögerte jedoch, schien diesen Begriff nicht für zutreffend zu halten. "Es" habe sich entfernt, habe versucht der Sonde auszuweichen. Als sie das im Ultraschall gesehen habe, habe sie einen wahnsinnigen Druck im Kopf verspürt und den Eindruck gehabt, das sei "ganz viel Leben".

5.6.3 Verständnis für Schwangere, die sich gegen eine Pränataldiagnostik entscheiden

Die Antworten der Schwangeren auf die Frage, ob sie Frauen verstehen können, die diese Untersuchung nicht durchführen lassen, obwohl sie dasselbe Risiko wie sie selbst haben, ermöglicht uns einen weiteren Einblick in die Sichtweisen der Schwangeren zur Pränataldiagnostik und zu Behinderung. Obwohl wir nicht davon ausgehen können, daß unsere Stichprobe repräsentativ für die in unserer Gesellschaft vertretenen Sichtweisen ist, lassen sich aus diesen Antworten doch erste Anhaltspunkte erschließen zu einem möglichen Erwartungsdruck, dem Schwangere ausgesetzt sein können, die sich gegen Pränataldiagnostik entscheiden.

Die Sicht der Schwangeren unserer Stichprobe 3, mit denen ein katamnestisches Gespräch geführt werden konnte (n=37), variiert zwischen Unverständnis und Verständnis, wobei in die Begründungen recht unterschiedliche Gesichtspunkte eingehen. In 7 Fällen zeigen die Schwangeren Unverständnis gegenüber Frauen, die sich gegen die Pränataldiagnostik entscheiden; in 6 Fällen wird dabei zugleich eine Einstellung gegenüber Behinderten deutlich. In 3 dieser Fälle wird zudem der Aspekt erwähnt, "wenn schon die Möglichkeit besteht", dann solle sie auch genutzt werden. Eine der Schwangeren hält das Ablehnen der gegebenen Möglichkeiten für rücksichtslos gegenüber der Familie. In 2 Fällen wird die Ablehnung dieser Möglichkeiten als Feigheit bezeichnet (einmal nicht von der Schwangeren, sondern von ihrem Partner während des Beratungsgesprächs). Die Mehrzahl der Schwangeren bekundet demgegenüber Verständnis für Frauen, die sich gegen die Pränataldiagnostik entscheiden. Im folgenden wollen wir die verschiedenen Sichtweisen und die darin enthaltenen Wertorientierungen anhand von Beispielen aufzeigen.

Beispiele für Unverständnis

Da unter dem Gesichtspunkt eines möglichen Erwartungsdrucks, dem sich Schwangere ausgesetzt sehen können, dem Unverständnis besondere Bedeutung zukommt, und uns nur wenige Fälle hierzu vorliegen, führen wir hier alle uns zur Verfügung stehenden Beispiele auf.

Die ausführlichste Begründung für ihr Unverständnis gibt Frau D. Dabei werden Gesichtspunkte angesprochen, die zumindest einen Teil der Eltern behinderter Kinder und Behinderteninitiativen betroffen machen, und die diese als Folge des Angebots der Pränataldiagnostik fürchten: Sie habe kein Verständnis für Frauen in ihrer Situation, die sich gegen eine solche Untersuchung entscheiden. Sie habe zuviel mit sehr behinderten Menschen zu tun gehabt. Es sei eine Zumutung für die Betroffenen; das sei ihre Lebenseinstellung. Die Behinderten seien ständig nur vom Betreuer und auch von den Eltern abhängig; so dürfe man keinen Behinderten behandeln. Sie würde es begrüßen, wenn die Krankenkasse diese Untersuchung möglichst vielen Frauen zahlen könnte. Es handle sich schließlich um eine Art Vorsorge. Behinderte seien für Eltern ausgesprochen belastend und belastend sei es auch für die Behinderten selbst, gerade beim Down-Syndrom. Wenn man es ausschließen könne, wenn die Medizin dies schon ermögliche, dann müsse sie es nutzen; aus ihrer Sicht müsse man das unbedingt, wenn man sich ein wenig Gedanken darüber mache; auch wenn man an die Geschichte denke, was da mit den Behinderten geschehen sei. Wenn die Behinderten schon da seien, dann müsse man schon alles tun; aber wenn sie sich frage, ob sie behindert sein wolle, würde sie das nicht wollen, und das müsse sie auch anderen zugestehen. Sie halte es für einen legalen, sehr berechtigten Anspruch, eine bestimmte Behinderung auszuschließen; Behinderung könne man ja nicht ganz ausschließen. Dabei verweist Frau D auf Schädigungen bei der Geburt und auf Unfälle.

Ähnlich argumentiert eine weitere Schwangere: Sie habe kurz nachdem sie bei der Chorionzottenbiopsie war, eine Sendung im Fernsehen gesehen, in der sich eine 37-38jährige Frau gegen die Pränataldiagnostik entschieden habe. Das habe sie nicht verstehen können, und ihr Mann habe sich darüber aufgeregt. Ein behindertes Kind sei nicht nur eine Belastung für die Familie; was werde später aus dem Kind? "Wir haben schon so viel Elend auf der Welt". Es gebe ja schwere und weniger schwere Behinderungen. Sie hätten eine Behinderteneinrichtung in ihrer Nähe mit schwer Behinderten. Die Eltern würden sich überhaupt nicht um diese Behinderten kümmern, nicht einmal zu Weihnachten. Das halte sie für unverantwortlich.

Frau U berichtet, sie könne es "eigentlich" nicht verstehen, wenn Frauen sich gegen die Pränataldiagnostik entscheiden. Wenn sie selbst im Alter von 20 Jahren von dieser Möglichkeit gewußt hätte, hätte sie sich auch damals schon dafür entschieden; auch wenn sie es selbst hätte bezahlen müssen. Sie würde die Pränataldiagnostik jedem empfehlen; auch die jungen Frauen bekämen behinderte Kinder. Eine Bekannte von ihr habe ein behindertes Kind. Das sei sehr schlimm; diese Kinder hätten keine große Lebenserwartung. Bei ihren Bekannten sei es ganz schlimm gewesen; die hätten das Kind nicht mit nachhause nehmen wollen. Wenn man eine Behinderung ausschließen könne, sei das von Vorteil, auch für die Kinder. Auch wenn der Berater gemeint habe, diese Kinder würden das nicht merken. Aber diese Entscheidung liege bei jedem einzelnen.

Frau F, Mutter eines kranken Kindes, für deren weitere Kinder ein Wiederholungsrisiko von 25% besteht, kann sich zwar vorstellen, daß sich eine Frau in ihrer Situation gegen die Pränataldiagnostik entscheidet, doch sie selbst hält ein solches Verhalten für rücksichtslos gegenüber der Familie. (Für sie hätte ein zweites krankes Kind bedeutet, ihr lebendes krankes Kindes zu "opfern".) Wenn schon die Möglichkeit bestehe, wenn das schon machbar sei, dann solle man lieber ein Kind aufziehen, das schon auf der Welt ist und Hilfe braucht.

Eine Schwangere, die selbst von einer Muskelerkrankung betroffen ist, meint, es gäbe sicher Frauen," die es viellleicht nicht wissen wollen". Doch sie selbst könne das nicht verstehen; auch nicht bei Frauen, bei denen aufgrund des Alters ein Risiko besteht. Wenn man es schon tun könne, dann solle man es auch nutzen. Man tue keinem einen Gefallen, wenn man sich gegen die Pränataldiagnostik entscheide. Man solle sich lieber vorher anders entscheiden, als ein Kind mit einer geistigen Behinderung zu bekommen. Andererseits gibt sie zu Bedenken, sie wisse nicht, wie sie denken würde, wenn es bei ihnen so aufgetreten wäre.

In zwei Fällen wird denjenigen, die sich gegen eine Pränataldiagnostik entscheiden, Feigheit unterstellt:

Frau B empfindet es als ein "Kopf in den Sand stecken", als gewisse Feigheit, das Angebot der Pränataldiagnostik nicht wahrzunehmen. Aus ihrer Sicht haben diese Frauen "Angst", die Schwangerschaft abzubrechen. Sie selbst meint: "lieber ein Abbruch, einmal ein Schock, als ein krankes Kind".

Auch Herr N versteht es als Feigheit, sich gegen eine Pränataldiagnostik und gegebenenfalls gegen einen Schwangerschaftsabbruch zu entscheiden (dies äußert er im Beratungsgespräch).

Bei zwei weiteren Schwangeren findet sich eine **Differenzierung zwischen "Verstehen" und "Akzeptieren"**. So berichtet Frau J von einer Bekannten, die "es nicht wissen wollte", und die auf keinen Fall einen Schwangerschaftsabbruch wollte. Frau J meint, sie könne das zwar akzeptieren, doch überhaupt nicht verstehen. Sie selbst könne sich so nicht verhalten, ihr wäre das Risiko zu groß.

Einige Schwangere zeigen Verständnis, schränken dies jedoch in gewisser Weise wieder ein:

So meint eine der Schwangeren zunächst, sie könne sich das vorstellen (daß sich eine Frau gegen die Pränataldiagnostik entscheidet): sie hätte die Chorionzottenbiopsie auch nicht gemacht, wenn das mit ihrem ersten Kind (es verstarb an einem Tumor) nicht gewesen wäre. Andererseits hält sie es ab einem gewissen Alter für besser, die Untersuchung durchführen zu lassen. Wenn eine Frau jedoch ein behindertes Kind austragen wolle - (hier brach die Schwangere ab und vom Tonfall her entstand der Eindruck, sie meine das eher abfällig). Auf andere Weise zeigt sich eine gewisse Ambivalenz in den folgenden Beispielen:

Frau T kennt Frauen, die Angst vor einer Fehlgeburt haben, oder "die es nicht wissen wollen". Sie berichtet, sie verstehe diese Frauen eigentlich schon, doch sie selbst wäre durchgedreht, wenn sie die Chorionzottenbiopsie nicht gemacht hätte. Auf sich selbst bezogen, ist es für sie nicht nachvollziehbar, die Pränataldiagnostik nicht zu nutzen. Diese Schwangere hatte eine schwere Krankheit hinter sich und ihr erstes Kind starb in Folge einer Frühgeburt.

Frau C berichtet, sie habe darüber nachgedacht. Sie kenne eine Frau, die aus religiösen Gründen ein behindertes Kind auf die Welt bringen würde. Sie habe Verständnis, wenn Argumente vorliegen, die sie akzeptieren könne. Auf der anderen Seite habe sie kein Verständnis dafür, wenn dies aus Unwissenheit geschehe, oder weil die Frauen denken, ihnen könne das nicht passieren. Frau I, Mutter eines Kindes mit Trisomie 21, meint: einerseits habe sie schon Verständnis dafür, z.B. wenn eine Frau 40 sei; doch wüßten diese Frauen nicht, was auf sie zukomme.

Beispiele für Verständnis

Mehr als die Hälfte der 37 Schwangeren, zeigen uneingeschränkt Verständnis für Frauen, die sich gegen eine Pränataldiagnostik entscheiden. Es sind zuviele Fälle, um hier alle einzeln aufzuführen. Doch sollen auch hier einige Beispiele gegeben werden, in denen verschiedene Gesichtspunkte, die zum Verstehen dieser Frauen beitragen, deutlich werden.

Frau P verweist auf die **Autonomie** einer solchen Entscheidung; das müsse jeder selbst wissen bzw. mit seinem Mann ausmachen. Die **persönlichen Wertorientierungen** (die eine Autonomie der Entscheidung erforderlich machen) werden von mehreren Schwangeren erwähnt. Frau G betont diesen Gesichtspunkt im Zusammenhang mit ihrem nachdrücklich geäußerten Verständnis: "Ja, unbedingt"; das sei absolut verständlich; es sei eine heikle Entscheidung und von der persönlichen Einstellung abhängig. Ihre Schwester z.B. würde die Untersuchung nicht durchführen lassen, da sie keine Konsequenzen ziehen wolle. Frau C betont, es komme auf die Einstellung an; die Entscheidung sei schon ein Problem. Eine andere Schwangere begründet ihr Verständnis damit, daß diese Entscheidung nichts Absolutes sei; es gehe um etwas sehr persönliches, dessen Folgen man tragen müsse. Aus der Diskussion um den § 218 wisse sie, daß ein Schwangerschaftsabbruch auch nicht leicht sei.

Frau Pe meint, das sei ganz sicher eine **Glaubenssache**. Sie könne Frauen verstehen, die sich gegen eine Pränataldiagnostik entscheiden, vor allem, wenn die betreffende Frau noch religiöser sei als sie selbst. (Diese Schwangere hatte sich bei der vorausgegangenen Schwangerschaft nach einer Amniozentese aufgrund des Befundes einer Trisomie 18 zu einem Schwangerschaftsabbruch entschlossen und Probleme, ihn zu verarbeiten). Frau N versteht die Schwangere, die ihr Kind auf jeden Fall haben will, z.B. aus *religiösen Gründen*. In einem solchen Fall hält sie eine Pränataldiagnostik nicht für angebracht; 6 Monate Belastung (bei einem pathologischen Befund) wären zu groß.

Auch finden sich Beispiele, in denen die Schwangeren verstehen können, daß andere sich ihr "Nichtwissen" erhalten. Frau S meint, Frauen, die diese Untersuchung nicht durchführen lasen, könne sie schon verstehen, auf alle Fälle. Man müsse danach differenzieren, wie aufgeklärt jemand sei. Wenn er nichts wisse, solle er froh sein, daß er unbeschwert sein könne. Auch hat sie Verständnis für Angst vor dem Eingriff und für Angst vor einer Fehlgeburt. Eine andere Schwangere zeigt Verständnis für das Nichtwissenwollen, wenn die Schwangere einen Schwangerschaftsabbruch ausschließt.

Die Stärke des Kinderwunsches und die Angst vor dem Fehlgeburtenrisiko werden ebenfalls als Gründe angeführt, und wie die beiden folgenden Beispiele zeigen, zusammen mit weiteren Gründen: Dann, wenn es das 1. Kind sei und jemand lange darauf gewartet habe. Auch aus religiösen Gründen kann es sich diese Schwangere vorstellen, daß sich eine Frau gegen die Pränataldiagnostik entscheidet. Sie betont zugleich, auch ein behindertes Kind könne man gern haben, behandle es oft liebevoller (sie kennt jemanden). Frau K erlebt Behinderung in einer Familie in ihrer Nachbarschaft; Diese Familie trage es mit Fassung; jeder müsse das selbst entscheiden. Wenn es das 1. Kind wäre, wäre sie sich nicht sicher, ob sie dann einen Abbruch gewollt hätte; dann hätte sie das Kind vielleicht unbedingt haben wollen. (Nun handelt es sich jedoch um ihre 4. Schwangerschaft, ungeplant und unerwünscht). Und noch eine weitere Formulierung dieser Art: "Ja - vielleicht, wenn der Kinderwunsch so stark ist, daß es egal ist".

Weiterhin beeinflußt die eigene Erfahrung mit der Schwierigkeit, sich für die Pränataldiagnostik zu entscheiden, das Verständnis für Frauen, die sich dagegen entscheiden: Frau A hatte nach der vorangegangenen Schwangerschaft selbst geglaubt, "niemals wieder". Erst als sie sich wieder mit einer neuen Schwangerschaft auseinandersetzte, konnte sie sich vorstellen, doch eine Pränataldiagnostik zu erwägen, und zwar die Chorionzottenbiopsie, nicht jedoch die Amniozentese. (Diese Schwangere hatte sich zusammen mit ihrem Partner bei der vorangegangenen Schwangerschaft nach einem sehr konflikthaften Entscheidungsprozeß zu einem Abbruch der Schwangerschaft entschlossen, als die Amniozentese zum Befund einer Trisomie 21 geführt hatte.) Eine weitere Schwangere begründet ihr Verständnis damit, daß sie selbst ja nahe an einer Entscheidung gegen die Pränataldiagnostik gewesen seien. Sie erwähnt noch einen weiteren Gesichtspunkt: Es sei schwierig, sich in eine andere Person zu versetzen.

Frau W verweist schließlich auf die Abhängigkeit von der jeweiligen Situation, in der sich die Schwangere bzw. die jeweilige Familie befindet.

Immer wieder werden Verwandte oder Bekannte genannt, die sich gegen eine Pränataldiagnostik entscheiden würden oder bereits entschieden haben. Diese Erfahrung scheint eher dazu beizutragen, Verständnis für andere als die eigenen Sichtweisen und Entscheidungen zu entwickeln als dazu, diese abzulehnen. Andererseits lassen sich diese Eltern auch nicht durch die anderen Sichtweisen von Verwandten oder Bekannten von einer Entscheidung für die Chorionzottenbiopsie oder die Amniozentese abhalten (vgl. hierzu auch 5.8).

5.7 Einschätzung der Chorionzottenbiopsie und der Beratung nach Vorliegen des Befundes

5.7.1 Zur Entscheidung zwischen Chorionzottenbiopsie und Amniozentese

Die Entscheidung für die Chorionzottenbiopsie wurde überwiegend als nicht schwierig oder auch direkt als leicht bezeichnet. Besonders häufig wurde der frühe Zeitpunkt als Begründung genannt, zuweilen auch die kürzere Wartezeit auf den Befund. Der frühe Zeitpunkt bekommt vor allem im Hinblick auf einen möglichen Schwangerschaftsabbruch diese Bedeutung. Einen Schwangerschaftsabbruch nach Amniozentese z.B. in der 20. Schwangerschaftswoche können sich diese Frauen nur schwer vorstellen. Zum Teil mag hier die unterschiedliche Art und Weise des Schwangerschaftsabbruchs mitspielen. Dieser Gesichtspunkt wird jedoch im Vergleich zur wachsenden Beziehung zum erwarteten Kind seltener genannt. Die erwartete psychische Belastung steht gegenüber der physischen Belastung deutlich im Vordergrund. Mögliche Kindsbewegungen zu diesem Zeitpunkt, aber auch Ultraschallbilder des erwarteten Kindes werden in diesem Zusammenhang erwähnt. Erfahrungen von Frauen, die in einer früheren Schwangerschaft eine Amniozentese durchführen ließen, und die sich aufgrund eines schwerwiegenden Befundes zu einem Schwangerschaftsabbruch durchgerungen hatten, bestätigen dies: Für diese Frauen stellt die Amniozentese keine Alternative zur Chorionzottenbiopsie dar. So berichtet Frau A, daß sie damals nach der Amniozentese, als es um die Entscheidung für oder gegen einen Abbruch der Schwangerschaft ging, bereits Kindsbewegungen gespürt hatte; das sei furchtbar gewesen. Nach der Chorionzottenbiopsie sei die Verbindung zum Kind noch nicht ganz so stark. Diese Schwangere hatte bei der jetzigen Schwangerschaft kaum gewagt, eine Beziehung zu ihrem Kind aufzunehmen, bevor der Befund vorlag.

Daß die Beziehung zum Kind bereits dadurch verstärkt wird, daß es die Eltern bei der Ultraschalldiagnostik sehen können, berichten einige der Schwangeren nach der Chorionzottenbiopsie (vgl. Abschn. 5.7.4)

Doch nicht nur die wachsende Bindung an das erwartete Kind bestimmt die große Bedeutung des Zeitpunktes, sondern auch die erwarteten Reaktionen aus dem sozialen Umfeld. Zum Zeitpunkt der Amniozentese, spätestens bis zum Zeitpunkt des potentiellen Schwangerschaftsabbruchs nach einer Amniozentese, wird die Existenz der Schwangerschaft auch für Außenstehende sichtbar, "man sieht's". Kommt es zu diesem Zeitpunkt zu einem Schwangerschaftsabbruch, muß der Verlust des Kindes erklärt werden - z.B. den bereits vorhandenen Kindern, die sich schon auf das Geschwisterchen gefreut haben, Verwandten, Bekannten und z.T. auch Außenstehenden. Manche Eltern lösen dies Problem dadurch, daß sie den Verlust des Kindes mit einer Fehlgeburt begründen.

Gerade aufgrund des frühen Zeitpunkts fiel den meisten Eltern die Entscheidung für die Chorionzottenbiopsie nicht schwer; auch einigen der Eltern nicht, die das höhere Fehlgeburtenrisiko der Chorionzottenbiopsie fürchteten oder die bedachten, daß bei der Chorionzottenbiopsie nicht wie bei der Amniozentese zugleich eine Alpha-Fetoproteinbestimmung (zur Erkennung von Spaltbildungen des Rückens) erfolgt.

Eine der Schwangeren, die bereits eine Amniozentese erlebt hatte, empfand vor allem die Zeitdauer zwischen Untersuchung und Befundmitteilung als unerträglich.

Neben dem Zeitpunkt und der Wartezeit auf den Befund wird von den Eltern als weiterer Grund für die leichte Entscheidung für die Chorionzottenbiopsie genannt, daß sie das Risiko der Chorionzottenbiopsie als relativ gering einschätzen.

In 5 der 37 Fälle wurde deutlich, daß sich die Eltern zwar für die Chorionzottenbiopsie entschieden, daß ihnen diese Entscheidung jedoch schwerfiel. Die Entscheidungssituation dieser Eltern variierte erheblich: In 1 Fall zögerten die Eltern, in Anbetracht ihres nur gering erhöhten Risikos, ein behindertes Kind zu bekommen, die Schwangerschaft durch die Chorionzottenbiopsie zu gefährden; die Amniozentese schlossen sie aufgrund des späten Zeitpunkts von vornherein aus. Sie entschieden sich für die Chorionzottenbiopsie, da sie fürchteten, sie könnten sich später Vorwürfe machen, falls das Kind doch behindert sein sollte. In einem anderen Fall hatten die Eltern gezögert, da sie zugleich erwogen, die Schwangerschaft aufgrund einer Notlagenindikation abbrechen zu lassen. Ihre Bemühungen um diese Indikation blieben jedoch bis zum Zeitpunkt der Chorionzottenbiopsie erfolglos. Daraufhin entschieden sie sich für die Chorionzottenbiopsie - zunächst in der Annahme, es werde sicher eine Behinderung gefunden oder es komme zu einer Fehlgeburt. (Als es weder zu einem auffälligen Befund noch zu einer Fehlgeburt gekommen war, hatten sich die Eltern inzwischen auf diese zunächst unerwünschte Schwangerschaft eingestellt, und sie freuten sich über den Befund).

Eltern, bei denen im Beratungsgespräch vor Chorionzottenbiopsie deutlich wird, daß sie eigentlich eine Notlagenindikation anstreben und von dem von ihnen darauf angesprochenen Arzt statt dessen zur Chorionzottenbiopsie geschickt wurden, werden auf folgendes aufmerksam gemacht: Die Eltern können nicht damit rechnen, auf diese Weise "leichter" die Möglichkeit zu einem Schwangerschaftsabbruch zu bekommen. Sollten die Eltern in ihrer Situation keine Möglichkeit zum Austragen der Schwangerschaft sehen, sei eine Chorionzottenbiopsie der falsche Weg. Zudem verstreiche während der Durchführung und Auswertung der Chorionzottenbiopsie die Frist für einen Schwangerschaftsabbruch aufgrund einer Notlagenindikation. Gegebenenfalls werden diese Eltern an entsprechende Beratungsstellen verwiesen. - Andererseits scheint die Vorentscheidung der Eltern für eine Pränataldiagnose bereits ein erster Schritt solcher Eltern zu sein, die unerwartet eingetretene und zunächst nicht erwünschte Schwangerschaft zu akzeptieren.

In den weiteren 3 Fällen fiel den Eltern die Entscheidung zwischen Chorionzottenbiopsie und Amniozentese schwer aufgrund des höheren Fehlgeburtenrisikos der Chorionzottenbiopsie, weil die Amniozentese erprobter ist und weil bei der Chorionzottenbiopsie nicht zugleich eine Alpha-Fetoproteinbestimmung erfolgen kann. Für Frau C, die bereits Erfahrungen mit einer Amniozentese hatte, blieb diese Methode zunächst aufgrund des höheren Fehlgeburtenrisikos der Chorionzottenbiopsie eine Alternative, die ihr die Entscheidung schwer machte. Andererseits hatte sie während des Beratungsgesprächs wiederholt betont, es habe sie so erschüttert, daß das Kind zum Zeitpunkt der Amniozentese schon so groß sei, und daß dann, wenn man sich zu einem Schwangerschaftsabbruch entscheidet, eine Geburt eingeleitet werden müsse. Bei ihr wurde der Wunsch nach einer "frühen Amniozentese" deutlich. Sie wünschte den frühen Zeitpunkt der Chorionzottenbiopsie und zugleich die Sicherheit bzw. das niedrigere Fehlgeburtenrisiko, das bislang nur bei der Amniozentese gegeben ist. Nach der Chorionzottenbiopsie meinte sie, bei einer weiteren Schwangerschaft würde sie eher die Chorionzottenbiopsie als die Amniozentese wählen; nun habe sie Erfahrung mit beiden Methoden. Vor dem Eingriff der Chorionzottenbiopsie habe sie nun keine Angst mehr. Vorher habe sie Sorge gehabt, da mit dieser Methode noch wenig Erfahrung bestehe. Ihre Sorge bezog sich auf das Fehlgeburtenrisiko sowie darauf, diese dann selbst verschuldet zu haben. Die Amniozentese habe sie gekannt, die sei erprobt, als Laie habe man da mehr Zuversicht. Doch nach dem Beratungsgespräch sei ihr die Entscheidung leichter gefallen, da sie einschlägige Auskunft erhielten. Sie hätten sich dann innerhalb der folgenden beiden Tage für die Chorionzottenbiopsie entschieden.

In einem der Fälle fiel die schwierige Entscheidung zugunsten der Amniozentese aus. Obwohl auch diese Schwangere aufgrund eines möglichen Schwangerschaftsabbruchs den späten Zeitpunkt der Amniozentese als problematisch empfand, entschied sie sich aufgrund des höheren Fehlgeburtenrisikos der Chorionzottenbiopsie für eine Amniozentese.

Vereinzelt fiel eine Entscheidung für die Amniozentese auch leicht: weil der Zeitpunkt der Untersuchung unter beruflichen Gesichtspunkten günstiger lag oder - wie in einem Fall erwähnt - weil der Partner dies wünschte, und die Schwangere selbst sich als optimistisch und gesund lebend einschätzte.

Auch außerhalb unserer Stichprobe mit katamnestischen Daten zeigte sich, daß in Einzelfällen äußere Gründe, wie z.B. auch ein geplanter Urlaub die Entscheidung für eine Chorionzottenbiopsie oder Amniozentese mitbestimmen.

Bereits in Abschn. 5.6.1 wurde am Beispiel unserer größeren Stichprobe 2 (n = 130) deutlich, daß sich nur wenige Eltern gegen die Chorionzottenbiopsie und für eine Amniozentese entschieden haben, und zwar auch dann, wenn das höhere Fehlgeburtenrisiko ein Problem für sie darstellte. Anhand der katamnestischen Daten unserer kleineren Stichprobe zeigt sich nun, daß der frühe Zeitpunkt der Chorionzottenbiopsie in der Regel bei der Entscheidung für die Chorionzottenbiopsie ein sehr viel stärkeres Gewicht erhält als das Fehlgeburtenrisiko.

In zwei der wenigen Fälle, in denen sich die Eltern für eine Amniozentese entschieden haben, wird ein Einfluß des Partners deutlich: Im einen Fall, in dem der Schwangeren die Entscheidung sehr schwer fiel, hielt der Partner eine Pränataldiagnostik für unnötig. In seiner Familie sei noch nie etwas vorgekommen. Die Schwangere selbst wünschte dagegen unbedingt eine Pränataldiagnostik (möglicherweise aus Sorge, nun die erste in der Familie zu sein, bei der "etwas" vorkommt). Auch im anderen Fall schien der Partner die Pränataldiagnostik eher ganz abzulehnen. Hier scheint die Entscheidung für die Amniozentese mit dem niedrigeren Fehlgeburtenrisiko ein "Kompromiß" zwischen den Ansichten beider Partner zu sein.

5.7.2   Das Erleben der Chorionzottenbiopsie

Das Erleben der Pränataldiagnostik durch die Schwangere kann danach differenziert werden, wie sie den Eingriff selbst und wie sie das Warten (mit voller Harnblase) auf den Eingriff erlebte, sowie ob es zu unerwünschten Nachwirkungen kam.

In zwei Fällen der Stichprobe 3 (n = 38) war bei der Ultraschalluntersuchung, die dem eigentlichen Eingriff zur Entnahme der Chorionzotten vorausgeht, ein intrauteriner Fruchttod festgestellt worden. In zwei weiteren Fällen hatten sich die Schwangeren aufgrund des höheren Fehlgeburtenrisikos der Chorionzottenbiopsie für eine Amniozentese entschieden. In dem Fall, in dem sich die Eltern aufgrund des Befundes einer Trisomie 21 zum Schwangerschaftsabbruch entschlossen hatten, trat das Erleben des Eingriffs der Chorionzottenbiopsie hinter das Erleben des Schwangerschaftsabbruchs zurück. In einem Fall schließlich liegen uns keine katamnestischen Daten vor, da die

Schwangere ins Ausland zurückgekehrt war. Von 32 Schwangeren stehen uns jedoch Angaben zum Erleben der Chorionzottenbiopsie zur Verfügung.

Die Untersuchung selbst

Der Eingriff selbst wurde überwiegend positiv bewertet. Hier einige Beispiele:

"Es ist normal verlaufen, alles ging relativ schnell und gut organisiert" (1);

"Die Untersuchung war eigentlich relativ harmlos, ich habe nur wenig gespürt" (6);

"Die Untersuchung war nicht schlimm, ich habe nichts gespürt, nichts gemerkt" (8);

"Mir ist es ganz gut gegangen; es ist ganz prima verlaufen. Gleich beim ersten mal war es ganz erfolgreich. Die Ärztin hat das gleich unter dem Mikroskop geprüft und mußte kein zweites Mal mit dem Katheter - " (9);

"Die Ärzte waren sehr nett und einfühlend" (15);

"Die Untersuchung selbst ging schnell und war schmerzlos; die Amniozentese beim letzten mal war etwas schmerzhaft" (17);

"Es waren weniger Frauen als bei der Amniozentese, und es war sehr viel intimer. Der Arzt war recht nett und seine Assistentin auch. Zunächst, als der Katheter eingeschoben werden sollte, war ich verkrampft. Der Arzt sagte, daß es so nicht geht und daß ich mich entspannen soll. Auch mein Mann hat auf mich eingeredet, daß ich ganz locker werden soll. Ich habe dann an das Kind gedacht, und daß ich nun ja mithelfen kann, und dann ging es ganz leicht, da war ich ganz entspannt. Es konnte auch gleich beim ersten mal genügend Gewebe gewonnen werden. Der Arzt hat mir alles am Monitor erklärt. Als sich dann jemand vor den Schirm stellte, war es mir eigentlich lieber, daß ich nicht auf den Bildschirm sehen mußte. Es war der gleiche Arzt, der auch die Amniozentese bei mir gemacht hat; es war angenehm und gut, daß er mich schon kannte und Verständnis für mich hatte." (36).

Einige der Schwangeren haben die Untersuchung zwar überwiegend positiv erlebt, doch mit Einschränkungen: So berichtet eine Schwangere, daß beim ersten Termin in ihrer Scheide ein Pilz festgestellt worden sei, was sie nicht glaube, und daß sie dagegen behandelt worden sei. Die Untersuchung sei dann erst eine Woche später durchgeführt worden. Die sei gut verlaufen, ohne Komplikationen. Die Ärzte seien nett gewesen, und sie habe sich in guten Händen gefühlt. Der Eingriff sei nicht das Angenehmste, doch sei sie gefragt worden, ob es sie interessiere und dann sei ihr der Monitor erklärt worden (22). Eine andere Schwangere mußte 14 Tage bis zum 2. Versuch warten, da das Kind beim ersten Mal "noch zu klein" gewesen war (24). Das sei nicht schlimm gewesen.

Bei Frau A hatte die Untersuchung länger gedauert, da die Ultraschallsicht zunächst unzureichend gewesen sei. Dann sei es doch noch gegangen, und es sei auch gleich genügend Material entnommen worden. Der Eingriff sei nicht schlimm, nicht schmerzhaft, nicht so schlimm wie die Amniozentese. Damals bei der Amniozentese habe es Schwierigkeiten bei der Aspiration gegegeben (3).

Frau We differenzierte zwischen dem Ablauf der Untersuchung und ihren Gefühlen dabei: Vom äußeren her sei alles optimal verlaufen. Die Untersuchung sei nicht schmerzhaft gewesen, und die Entnahme sei beim ersten Versuch gelungen. Doch sei sie schon angespannt gewesen. Es sei schon ein psychischer Streß vorhanden im Hinblick darauf, was auf einen zukommen kann (18).

Drei Schwangere berichteten, man habe zwei Versuche unternehmen müssen, bis genügend Material gewonnen werden konnte; eine Schwangere sprach von drei Entnahmeversuchen. Der Kontext war jeweils ein anderer, und dementsprechend unterschiedlich wurde dies bewertet: Bei Frau K spielt dieser Gesichtspunkt eine untergeordnete Rolle. Sie, die zunächst einen Schwangerschaftsabbruch aus sozialer Indikation erwogen hatte, meinte, alle Frauen in ihrem Alter, die dort auf die Untersuchung gewartet hatten, seien etwas bedrückt gewesen. Eine Frau, die vor ihr untersucht worden sei, habe ihr dann gesagt, sie brauche keine Angst zu haben. Daraufhin sei sie erleichtert und beruhigt gewesen. Es habe nur ein bißchen "gezwickt"; zweimal hätten Zotten entnommen werden müssen. (14). Frau W hatte aufgrund der zwei Entnahmeversuche Angst, daß es gar nicht klappt, und sie auf die Amniozentese warten muß (26).

Sehr negativ bewertete Frau Za die Durchführung der Chorionzottenbiopsie: Der durchführende Arzt war aus ihrer Sicht sehr unsicher; ein weiterer anwesender Arzt hätte ihm praktisch erst sagen müssen, wo er das Material findet.

In der Regel übernimmt einer der Ärzte die Ultraschallkontrolle, der andere Arzt die Entnahme. Möglicherweise hat die dabei übliche gegenseitige Information bzw. die Information des durchführenden Arztes durch den Arzt, der die Ultraschallkontrolle durchführt, zu dieser Einschätzung beigetragen.

Auch nach dem zweiten Versuch sei noch nicht ganz eindeutig gewesen, ob das Material ausreicht. So habe für sie eine doppelte Unsicherheit bestanden: zum einen, ob es zu einem auffälligen Befund kommt, zum anderen, und das sei fast noch schlimmer gewesen, daß das Material nicht ausreicht, um einen Befund zu erstellen (37)

Besonders negativ erlebte Frau P die Chorionzottenbiopsie: Sie würde diese Untersuchung nicht mehr machen lassen. Es sei schmerzhaft gewesen, und es sei dreimal ohne Erfolg versucht worden. Es habe eine halbe Stunde lang gedauert. Danach hatte sie Blutungen, eine Woche gelegen und Angst, daß es zu einer Fehlgeburt kommt. Wegen des Risikos wollte sie dann zunächst keine weitere Untersuchung, entschloß sich dann aber doch zur Durchführung einer Amniozentese. Bei der Amniozentese habe sie dann nicht warten müssen, und es sei nicht schmerzhaft gewesen (21).

Vier weitere Schwangere erwähnten, daß sie die Chorionzottenbiopsie als schmerzhaft empfunden haben: Frau D hatte ziemlich starke Schmerzen; sie erklärt sie sich im nachhinein damit, daß aufgrund eines Myoms ihre Gebärmutter nicht so beweglich gewesen sei. Die Untersuchung sei von zwei sehr netten Ärzten durchgeführt worden, die einen sicheren Eindruck erweckten und denen die Handhabung sehr vertraut schien. Das bedeutete für sie ein sehr gutes Gefühl. Der eine Arzt habe das Ultraschallgerät bedient, der andere habe den Eingriff vorgenommen (10).

Frau Ab meinte, es sei wohl auch bei anderen so gewesen, daß die Blase noch zu wenig voll war; die Untersuchung sei bei ihr etwas schmerzhaft gewesen. Die Amniozentese, die sie früher hatte durchführen lassen, habe sie als wesentlich angenehmer empfunden.

Frau I berichtete von starken Schmerzen. Obwohl sie getrunken hatte, sei ihre Blase angeblich leer gewesen. Man habe die Gebärmutter "geknickt", das habe sehr weh getan. Vielleicht sei ihr auch vor Angst schlecht gewesen. Sie hatte dann einen Kreislaufkollaps (20). In diesem Fall wurde, noch bevor der Befund vorlag, der eine Trisomie 21 erbrachte, ein intrauteriner Fruchttod festgestellt. Wenige Wochen später kam Frau I, erneut schwanger, wieder zur Chorionzottenbiopsie.

In der Studie von Fehlings (1989) berichtete ein größerer Anteil von Frauen über Schmerzen, und zwar 17 von 29 Schwangeren.

Nicht nur in dem besonders negativ erlebten Fall mit den drei erfolglosen Entnahmeversuchen war es zu keinem Befund gekommen, sondern noch in einem weiteren Fall. Frau L, die den Eingriff selbst überhaupt nicht schlimm und die Ärzte ausgesprochen nett fand, erfuhr erst nach einer Woche davon. Direkt nach der Entnahme, noch in der Klinik, sei geprüft worden, ob es sich um kindliches Material handelt, und die Ärzte hätten den Eindruck gehabt, daß es kindliches Material ist. Man habe ihr eine Wiederholung der Chorionzottenbiopsie angeboten. Da es aber nur noch drei Wochen bis zum Amniozentesetermin gewesen seien, habe sie sich für die Amniozentese entschieden. Sie hatte Sorge, bei der Chorionzottenbiopsie könnte es wieder nicht klappen.

Frau R, der es nach der Chorionzottenbiopsie schlecht ging, und bei der es zu einer Fehlgeburt kam (vgl. Abschn. 5.6.1), ging nicht näher auf den Eingriff selbst ein. Doch meinte sie, es sei von Anfang an schief gelaufen, es sei wie eine Pechsträhne gewesen (34).

Das Warten vor der Untersuchung

Das Warten vor der Untersuchung wurde überwiegend negativ bewertet, auch von Schwangeren, die die Ärzte "nett" und die Untersuchung selbst problemlos fanden. Hier einige Beispiele:

Die Untersuchung in der Klinik habe sie geärgert: Sie seien auf 12 Uhr bestellt worden und vor 13.30 Uhr sei kein Arzt gekommen (2).

Das Warten habe sie nervös gemacht. Sie sei auf 11.30 Uhr bestellt worden und um 14.45 Uhr fand die Untersuchung statt (9).

Frau D kritisierte vor allem den Warteraum; die Atmosphäre mache doch soviel aus in einer Situation, in der Ängste bestünden. Man warte da recht lange. Sie seien relativ früh einbestellt worden, und dann habe es erst um 14.45 Uhr angefangen. Zunächst habe man die Papiere abgeben müssen, dann habe man für eine halbe Stunde in die Cafeteria gehen können, dann sei "das Kuvert ausgefüllt" worden, dann habe man wieder warten müssen usw. Im Beratungsgespräch mit den Ärzten in der Beratungsstelle habe sie sich als jemand empfunden, der selbst Verantwortung trage, aber in den Phasen des Wartens sei das ganz anders. Erst danach werde man wieder für voll genommen (10).

Frau N betonte, es sei weniger das Warten als die volle Blase. Alle Frauen seien "grün um die Nase" gewesen. Eine der Frauen habe sich damals ein Herz gefaßt und gefragt, wann es anfange. Als es geheißen habe, es dauere noch eine Stunde, seien alle zur Toilette gerannt und hätten von neuem getrunken (25).

Lediglich die volle Blase sei damals unangenehm gewesen. Sie habe das Pech gehabt, als letzte der sechs Frauen an die Reihe zu kommen (7).

Nur bei wenigen wurde deutlich, daß sie mit dem Warten keine Probleme hatten:

"Alles ging relativ schnell und gut organisiert" (1).

Vom äußeren her sei alles optimal gelaufen. Es habe wirklich um 12.30 Uhr angefangen, und sie sei als zweite um 13.30 Uhr fertig gewesen (18).

Nachwirkungen

Einige Schwangere berichten über unerwünschte Nachwirkungen der Chorionzottenbiopsie, vom leichten Ziehen in der Nierengegend auf der Heimfahrt von der Chorionzottenbiopsie bis zur Fehlgeburt. Andere Schwangere hoben hervor, daß sie keinerlei Beschwerden hatten:

Auch danach sei alles normal verlaufen; sie habe lediglich eine winzige Blutung gehabt, aber das sei ja normal (1).

Es sei ihr danach sehr gut gegangen, sie habe keine Beschwerden gehabt (7).

Sie habe auf der Heimfahrt ein leichtes Ziehen in der Nierengegend gehabt (32).

Am Abend habe sie eine kurze Blutung gehabt; am nächsten Tag sei das weggewesen. Man habe sie ja vorher darauf hingewiesen, daß das vorkommen könne (24).

Es sei ihr mehrere Tage schlecht gegangen. Sie habe allerdings keine Blutungen gehabt und sich relativ ruhig gehalten (10).

Danach habe sie einen Tag lang Bauchschmerzen und Angst gehabt, es könne etwas sein. Das sei wahrscheinlich die Anspannung gewesen. Ihr Arzt habe gemeint, er sehe einen kleinen Bluterguß. Sie habe sich den ganzen Tag hingelegt vor lauter Angst. Sie begründet dies damit, daß sie so lange auf diese Schwangerschaft gewartet habe (25).

10-14 Tage habe sie sich noch etwas Sorge wegen einer Fehlgeburt gemacht (9).

In einem Fall war es der Schwangeren nach der Chorionzottenbiopsie sehr schlecht gegangen, und es war schließlich zur Fehlgeburt gekommen:

Frau R berichtet, sie habe zunächst drei Tage Blutungen gehabt, und es sei ihr sehr schlecht gegangen. Als sie den (unauffälligen) Befund erfahren habe, sei es ihr 1-2 Tage sehr gut gegangen, sie habe "Euphorie" empfunden. Doch danach habe sich ihr Zustand rapide verschlechtert. Sie habe Fieber, Schüttelfrost und wieder Blutungen bekommen. An dem Tag, an dem sie sich wieder besser gefühlt und geglaubt habe, es gehe wieder aufwärts, sei der Tod des Kindes festgestellt worden. Zwei Tage habe sie auf der Intensivstation gelegen, und es beinahe nicht überlebt. 12 Tage nach der Chorionzottenbiopsie sei das Kind tot gewesen.

5.7.3   Veränderung der Beziehung zum Kind

Etwa 1/3 der Schwangeren berichtet nach dem Vorliegen des Befundes, daß sich dadurch ihre Beziehung zum erwarteten Kind eigentlich nicht geändert habe, "höchstens, daß ich mich noch mehr darauf freue". Die Begründungen dafür sind unterschiedlich: So meint eine der Schwangeren, sie sei von Anfang an davon ausgegangen, "daß nichts ist". Sie habe die Untersuchung nur "zur Sicherheit" gemacht. Eine andere Schwangere meint, sie habe das Kind ja gewollt, und sie merke auch jetzt noch nicht viel von der Schwangerschaft. Sie habe erst von der Geburt an eine Beziehung zu ihrem Kind. Trotzdem wäre sie schon traurig gewesen, falls etwas passiert wäre. Daß es sich um ein Wunschkind handelt, ist auch für eine andere Schwangere der Grund, warum sich für sie, die Beziehung zu ihrem Kind durch den Befund nicht verändert hat. Sie fühlt sich nun nur noch beruhigt, daß das Kind wahrscheinlich gesund sein wird. Daß durch die Untersuchung nicht alle möglichen Erkrankungen und Behinderungen ausgeschlossen werden konnten, weiß sie. Eine weitere Schwangere erwähnt schließlich, sie sei von Anfang der Schwangerschaft an gut betreut worden und schon sehr früh sei eine sehr gute Ultraschalluntersuchung durchgeführt worden.

Die Mehrzahl der Schwangeren berichtet von einer Veränderung ihrer Beziehung zum erwarteten Kind durch den Befund der Chorionzottenbiopsie. Zum Teil wird auch die Wirkung des Ultraschalls explizit mit angesprochen: Frau A berichtet, daß sich die Beziehung bereits durch die Ultraschalluntersuchung bei der Chorionzottenbiopsie verändert habe: Da habe sie ihr Kind erstmals "richtig gesehen". Von da an habe sie trotz des frühen Zeitpunkts einen pathologischen Befund gefürchtet. Bei Frau L hatte die Chorionzottenbiopsie kein Ergebnis erbracht; sie entschied sich dafür, nun auch noch eine Amniozentese durchführen zu lassen. Für sie hat sich die Beziehung zu ihrem Kind durch die Ultraschalldiagnostik bei der Amniozentese verändert (die Ultraschalldiagnostik während der Chorionzottenbiopsie erwähnt sie in diesem Zusammenhang nicht): Da hatte sie den Eindruck, daß das Kind gesund ist. Sie habe das Kind "so schön" gesehen: Arme, Beine, Rücken und Kopf, "alles zu" (als Hinweis darauf, daß keine Spaltbildungen des Rückens vorliegen). Sie hat nun, wie sie selbst meint "komischerweise", ein "gutes Gefühl"; sie ist sich nun überhaupt nicht mehr unsicher. Damit spricht sie ein Phänomen an, das sich häufiger zeigt: Die zuvor bestehende Verunsicherung und Unruhe kristallisiert sich auf die Untersuchung, und der Befund ermöglicht dann eine Beruhigung, und zwar auch bei Schwangeren, die sich durchaus bewußt sind, daß mit der Untersuchung nicht alle möglichen Erkrankungen und Behinderungen erkannt werden können. Über einen Einfluß des Ultraschallbildes berichtet auch Frau B. Sie hatte sich aufgrund des Fehlgeburtenrisikos für eine Amniozentese entschieden. Bei der Ultraschalldiagnostik für die Durchführung der Amniozentese sah sie ihr Kind recht deutlich. Sie nimmt nun, nachdem sie den Befund kennt, die Schwangerschaft bewußter wahr. Sie kann sich nun richtig auf ihr Kind konzentrieren. Auch spürt sie nun die Bewegungen des Kindes recht deutlich.

Frau C konnte, obwohl sie sich das Kind gewünscht hatten, vor dem Befund der Chorionzottenbiopsie "nicht so recht froh" über die eingetretene Schwangerschaft sein. Sie und ihr Mann hatten vor dem Befund auch nur mit wenigen engen Bekannten über die Schwangerschaft gesprochen. Erst jetzt, nach dem Befund, kann sie sich von Herzen auf das Kind freuen, sich "befreit" darauf freuen. Sie hält Pränataldiagnostik in ihrem Alter für wichtig, und nun besteht für sie eine große Erleichterung.

Auch für Frau D hat sich der Befund auf die Beziehung zu ihrem "Wunschkind" ausgewirkt. Sie begründet dies damit, daß ihr zuvor klar gewesen war, daß sie die Schwangerschaft nicht austragen würde, wenn das erwartete Kind schwer behindert wäre. Die Untersuchung war deshalb für sie "extrem" wichtig, auch der frühe Zeitpunkt. Nun, nach dem Befund, ist sie sehr beruhigt; nun kann sie sich auf ihr Kind freuen.

Für Frau K und ihren Mann hatte der Befund vor allem deshalb Bedeutung, da sie zunächst an einen Schwangerschaftsabbruch aus sozialer Indikation gedacht hatten. Und obwohl Frau K zunächst damit gerechnet hatte, daß das erwartete Kind behindert sein oder es zu einer Fehlgeburt kommen würde, waren diese Eltern schließlich froh über den unauffälligen Befund. Sie haben dann den Gedanken an einen Schwangerschaftsabbruch weggeschoben und sich auf die Schwangerschaft eingestellt.

Frau M erwähnt, daß sich ihre Beziehung zum Kind ändert, je weiter die Schwangerschaft fortschreitet. Zunächst hatte sie Angst gehabt, ein weiteres Kind nicht bewältigen zu können, und war über die eingetretene Schwangerschaft erschrocken gewesen.

Der Versuch, sich vor dem Befund noch nicht richtig auf die Schwangerschaft einzulassen, die Gedanken daran wegzuschieben, zeigt sich öfter: Frau P hatte vor dem Befund "alles weggeschoben"; sie hatte noch nicht viel über die Schwangerschaft geredet und sich noch keine Gedanken um Kinderwagen und Babywäsche machen wollen. Sie begründet dies damit, daß sie nie gewußt habe, was sie dann, wenn wirklich eine Behinderung entdeckt würde, wirklich machen würde. Nun freut sie sich mehr auf das Kind als vor dem Befund. Auch Frau S. hat sich vor dem Befund noch nicht so richtig gefreut und "alles ein bißchen verdrängt". Sie war vorher angespannt. Obwohl sie davon ausging, daß wahrscheinlich nichts gefunden wird, hat sie doch die schwierige Entscheidung gefürchtet, die dann angestanden hätte. Sie meint, es wäre dann sicher die Frage aufgekommen, an wem es liege. Davor hatte sie Sorge. Frau Z versuchte nach ihrer Erfahrung mit einem Schwangerschaftsabbruch nach einer Amniozentese, die Schwangerschaft nicht so an sich heranzulassen, damit ihr "der Abschied nicht so schwer fällt", falls es wieder zu einem Schwangerschaftsabbruch kommen sollte.

Für Frau T hat sich zwar durch den Befund die Beziehung zum erwarteten Kind ebenfalls verändert, doch ist sie weiterhin in Sorge. Sie hat den Tod ihres ersten Kindes noch nicht verarbeitet, und hat Angst, daß sich dies wiederholt. (Das erste Kind war in Folge einer Frühgeburt nach wenigen Wochen gestorben).

Frau W begründet ihre veränderte Beziehung zum erwarteten Kind trotz der ausführlichen Aufklärung in der Beratung vor der Chorionzottenbiopsie damit, daß "jetzt halt alles sicher" ist. Zuvor hatte sie Angst, es könnte etwas sein, und ein Schwangerschaftsabbruch wäre schlimm für sie gewesen. Nun nach dem Befund hat sie ihre Kinder über die Schwangerschaft informiert.

Daß die Kinder über das erwartete Geschwister erst nach dem Befund informiert werden, kommt häufiger vor. So berichtet auch Frau V, daß sie nun mit den Kindern darüber reden können. Es sei jetzt so schön, "so schön harmonisch". Sie kann jetzt ihre Schwangerschaft genießen, freier damit umgehen. Aus ihrer Sicht ist dies auch wichtig für ihre Kinder.

In 2 Fällen kam es nach der Chorionzottenbiopsie zu einer Fehlgeburt bzw. zu einem intrauterinen Fruchttod. Für Frau E, die nach einem gesunden Kind und einem Kind mit Down-Syndrom auf ein weiteres gesundes Kind gehofft hatte, war es zunächst sehr schlimm, zu erfahren, daß ihr erwartetes Kind nicht mehr lebt. Als sie kurz danach erfuhr, daß auch bei diesem Kind der Befund Down-Syndrom erhoben wurde, war das für sie ein Schock. Trotz der ausführlichen früheren genetischen Beratung war sie nun doch unsicher, ob es "etwas Vererbtes" sein könnte. Zugleich war sie nun erleichtert über den intrauterinen Fruchttod, da sie sonst einen Schwangerschaftsabbruch hätte durchführen lassen müssen. Zu dieser Alternative war sie entschlossen, da die Belastung mit 2 behinderten Kindern für sie zu groß gewesen wäre. Im anderen Fall hatte die Schwangere nach der Chorionzottenbiopsie 3 Tage Blutungen, und es ging ihr sehr schlecht. Als der Befund kam, ging es ihr 1-2 Tage sehr gut, sie war "euphorisch. Doch dann hat sich ihr Zustand rapide verschlechtert. Als es ihr dann wieder besser ging, wurde der Tod des Kindes festgestellt. Sie empfand es als sehr grausam zu erkennen, daß das Kind langsam abgestorben ist. Sie hatte sich sehr auf das Kind gefreut.

In weiteren 2 Fällen erbrachte die Chorionzottenbiopsie einen pathologischen Befund. Die Frage nach einer Veränderung der Beziehung zum erwarteten Kind durch die Untersuchung wurde in diesen Fällen nicht gestellt. Doch finden sich auch hier Hinweise zu diesem Gesichtspunkt: Für Frau F, Mutter eines Kindes mit einer rezessiv vererbten Erkrankung und damit einem Risiko von 25%, daß auch das erwartete Kind davon betroffen ist, berichtet folgendes: Vor dem Befund habe sie sich 3 Wochen lang "wie in einem Luftballon" empfunden, den man mit einer Nadel zum Platzen bringen kann. Sie habe sich nicht getraut, sich auf das Kind zu freuen. Andererseits sei sie "wahnsinnig optimistisch" gewesen und habe bereits begonnen, sich eine Umstandshose zuzuschneiden. Während des katamnestischen Gesprächs über-

legt sie, daß sie ja schon in der nächsten Woche erste Kindsbewegungen gespürt hätte. Sie sah ihr Kind in Gedanken schon vor sich im Wagen liegen,
und sie fragt sich, warum das bei ihr nicht so sein konnte. Bei der Ultraschalluntersuchung während der Chorionzottenbiopsie hatte sie den Eindruck, da sei "ganz viel Leben".

Im anderen Fall hatten sich die Eltern aufgrund des Alters der Schwangeren
für eine Chorionzottenbiopsie entschieden, und der Befund erbrachte, daß
das erwartete Kind von einem Down-Syndrom betroffen ist. Diese Eltern
hatten zu Beginn der Schwangerschaft Schwierigkeiten, sich auf diese unerwartet eingetretene Schwangerschaft einzustellen. Bis zum Zeitpunkt der
Mitteilung des Befundes hatte sich das bereits geändert. Die Schwangere
hatte begonnen, für das erwartete Kind zu stricken. Die Mitteilung des Befundes traf die Eltern wie ein Schock. Sie trauerten um dieses Kind. Ihre Entscheidung für einen Schwangerschaftsabbruch, die sie auch mit ihrem Glauben vereinbaren konnten, trafen sie klar und eindeutig.

5.7.4   Einschätzung der Beratung vor Chorionzottenbiopsie

Im Katamnesegespräch zeigt sich bei 2/3 der Schwangeren, daß die Beratung
für sie wichtig war. Zum Teil nannten die Schwangeren auch einzelne Gesichtspunkte, die sie als wichtig erlebten: Das Gespräch insgesamt, daß der
Partner mit dabei war, "jede Einzelheit", die Informationen zum Fehlgeburtenrisiko, zu hören, daß das Kind nicht verletzt werden kann, Informationen
zu den Möglichkeiten, spina bifida (Spaltbildungen des Rückens) zu erkennen, Informationen über das Risiko, ein behindertes Kind zu bekommen,
sowie zur Durchführung der Untersuchung. Als wichtig wurde auch genannt,
daß die Information durch Fachleute erfolgt, die Untersuchung in Ulm schon
relativ häufig durchgeführt wurde, daß es sich nicht um "Wischi-Waschi-Befunde" handelt, und daß es entgegen der Erwartung keine "100%ige" Sicherheit gibt. Einige Schwangere berichteten, daß sie das Gespräch als Bestätigung der eigenen Vorentscheidung für die Chorionzottenbiopsie erlebten,
andere erwähnten, daß ihnen die Informationen des Beraters Sicherheit
brachten; die Informationen hätten "Hand und Fuß" gehabt.

Auch die Auseinandersetzung mit den möglichen Konsequenzen wird vereinzelt als wichtig hervorgehoben: So berichtet eine Schwangere von der

"endgültigen Klarheit", die sie erhalten habe; sie habe nach dem Beratungsgespräch auch die negativen Möglichkeiten gekannt. Sie habe nichts mehr verdrängen können und das sei gut für sie gewesen. Ihr sei wichtig gewesen, daß sie "auf die Erde geholt" wurde, daß ihr noch einmal zu Bewußtsein kam, daß möglicherweise eine schwierige Entscheidung auf sie zukommen wird.

Frau A, die in der vorausgegangenen Schwangerschaft einen Schwangerschaftsabbruch nach Amniozentese erlebt hatte, hält eine individuelle, in ausreichendem Abstand vor der Chorionzottenbiopsie stattfindende Beratung für sehr wichtig. Dabei solle vor allem auch auf die möglichen Konsequenzen und auf die Entscheidungsproblematik verwiesen werden. Bei ihnen habe damals vor der Amniozentese kein richtiges Beratungsgespräch stattgefunden. Damals seien ihnen die möglichen Folgen nicht so klar und deutlich gewesen; das habe aber vielleicht auch an ihnen selbst gelegen.

Auch Frau C vergleicht das individuelle Gespräch vor der Chorionzottenbiopsie mit der Gruppenaufklärung vor der Amniozentese. Für sie liegt die Betonung auf den vermittelten Fakten. Im katamnestischen Gespräch betont sie wiederholt, sie sei froh über die Beratung vor der Chorionzottenbiopsie gewesen; es habe ihr sehr geholfen, "nicht so unbelehrt dorthin zu kommen". Sie sei froh, so fachmännisch aufgeklärt worden zu sein; dies habe ihr sehr viel genützt.

In einem Fall schließlich meint die von einer Muskelerkrankung betroffene Mutter sowohl vor als auch nach der Geburt ihres Kindes, die Beratung habe ihr Leben verändert. Ohne die Beratung hätten sie sonst wohl nie Kinder bekommen. In diesem Fall lag dies wohl weniger an den Informationen zur Pränataldiagnostik als an den Informationen zur Befürchtung der Schwangeren, das erwartete Kind könne ebenfalls und vielleicht sehr viel schlimmer betroffen sein als die Schwangere selbst. Sie betont, wie wichtig es sei, aufgeklärt zu sein und Bescheid zu wissen. Früher habe sie geglaubt, sie könne aus Verantwortung keine Kinder bekommen; nun sehe sie es anders.

Auch wenn die vermittelten Informationen als belastend empfunden werden, wird die Beratung für wichtig gehalten. So berichtet die bereits erwähnte Frau A, für sie sei wichtig gewesen, noch einmal ganz klar die Risiken zu erfahren sowie zu hören, daß es keine sichere Sache ist, daß unter Umständen kein klares Ergebnis zustande kommt. Das sei neu für sie gewesen, und deshalb habe sie viel überlegt. Vor allem dieser Gesichtspunkt habe sie belastet: die Vorstellung, nochmals warten zu müssen, nochmals eine Amniozentese machen zu müssen, falls es bei der Chorionzottenbiopsie nicht zu einem klaren Ergebnis kommt.

Eine andere Schwangere hatte von ihrem Frauenarzt von der Amniozentese gehört und - so berichtet sie - daß die gemacht werden müsse. Im Beratungsgespräch wird deutlich, daß ihr Partner Pränataldiagnostik für unnötig hält, die Schwangere selbst dagegen sehr großen Wert darauf legt. Auch ihre Einschätzung der Beratung zeigt wie das Beispiel zuvor die Komplexität des Geschehens: Die Beratung sei neutral gewesen, die Entscheidung habe "echt" bei ihnen gelegen. Das Gespräch sei aufklärend, doch nicht beeinflussend gewesen. Sie habe alles erfahren. Für sie sei das Fehlgeburtenrisiko wichtig gewesen und daß man bei der Chorionzottenbiopsie Spaltbildungen des Rückens nicht erkennen kann und dann noch einmal etwas machen müsse (hier ist eine Blutuntersuchung bei der Schwangeren und vor allem eine Ultraschalldiagnose möglich). Vor der Beratung habe sie gedacht, eine solche Beratung sei unnötig. Nun findet sie sie jedoch hilfreich. Doch habe sie sich zunächst "vor den Kopf gestoßen" gefühlt, als sie von den Risiken der Chorionzottenbiopsie hörte. Doch sei ihr dann die Amniozentese geblieben. Nach diesem Gespräch sei ihr die Entscheidung zwischen der Chorionzottenbiopsie und der Amniozentese leichter gefallen. Neu sei für sie das Fehlgeburtenrisiko gewesen, und daß man nicht alles erfahren kann.

Einige der Schwangeren, die bereits Erfahrung mit der Amniozentese hatten, meinten, sie hätten eine vergleichbare Beratung vor der Amniozentese vermißt bzw. daß sie das persönliche Gespräch als angenehmer als die Gruppenberatung vor der Amniozentese empfinden. Hier ein Beispiel:

Für Frau C war das persönliche Gespräch viel angenehmer als die Aufklärung in der großen Gruppe vor der Amniozentese. Sie meint, dort sei es für manche schwierig, persönliche Fragen zu stellen. In der Beratung vor der Chorionzottenbiopsie hätten sie sich in "guten Händen" befunden. Von den Inhalten her sei ihr alles gleich wichtig gewesen, da sie zu wenig gewußt habe. Sie habe alles fragen können. Vor der Beratung habe sie sich einiges notiert; manches davon habe sich von selbst erledigt. Direkt belastend habe sie das Gespräch nicht empfunden, da sie sich schon darauf eingestellt habe. Beunruhigt habe sie allerdings etwas, daß die Möglichkeit bestand, daß es nicht zu einem eindeutigen, klaren Ergebnis kommt. Das wäre sehr schade gewesen. Doch "diese Information mußte sein". Entlastend war für Frau C, daß sie von Fachleuten aufgeklärt wurde; das war für sie ganz wichtig. Sie meint, daß das Beratungsgespräch ihre Entscheidung zu etwa 10% beeinflußt habe. Vor der Beratung sei es ihr schwergefallen, sich zwischen der Chorionzottenbiopsie und der Amniozentese zu entscheiden; nach der Beratung sei es leichter gewesen, da sie mehr über die Biopsie erfahren hatte. Darüber habe sie vorher relativ wenig gewußt, eigentlich nur, wie es gemacht wird. In der Beratung habe sie "einschlägige Auskunft" bekommen, und sich dann innerhalb von 2 Tagen entschieden. Die Amniozentese habe sie ja bereits gekannt; die sei erprobt; da habe man als Laie mehr Zuversicht.

Die angenehme Atmosphäre, das Vertrauen zum Berater wird mehrfach angesprochen, auch von Frauen, die nicht zugleich von sich aus berichten, wie wichtig ihnen die Beratung war.

Vereinzelt findet sich jedoch auch Kritik bzw. wird die Beratung im eigenen Fall für unnötig gehalten: So meint eine der Schwangeren, es wäre bei ihr auch ohne Beratung gegangen, da sie schon sehr viel gewußt habe. Aufgrund des Gesprächs hätte man sich noch einmal anders entscheiden können, doch das habe sie nicht gewollt.

Die Kritik, die in 2 Fällen deutlich wurde, steht in engem Zusammenhang mit dem Thema "mögliche Konsequenzen": So verstand eine Schwangere die Beratung als "Abwerbung"; sie hatte den Eindruck gewonnen, der Berater spreche sich gegen Pränataldiagnostik aus und untergrabe damit doch seine eigene Legitimation. Man habe ihnen "auf den Zahn" gefühlt, ob sie wirklich bereit seien und hinter ihrer Entscheidung stünden. Sie erwarte von ärztlicher Warte Information und kein "moralisches Interview": Sie wisse, was sie mache, wenn sie sich für so etwas entscheide. Ihren "wahnsinnigen Konflikt" könne sie nicht mit einer fremden Person ausfechten; allenfalls mit dem Partner, der es aber auch nicht so durchmache. Die medizinischen Ausführungen fand diese Schwangere gut und die Atmosphäre angenehm. Daß das Thema "Konsequenzen" behandelt wurde, belastete sie zwar nicht, doch hat sich diese Schwangere darüber gewundert.

Auch eine andere Schwangere hatte Informationen erwartet und nicht, "ausgefragt zu werden". Sie meinte, der Berater habe seine "Pflicht erfüllt", doch habe sie ihn als nüchtern, nicht so auf die Person bezogen, empfunden. Beim Thema "mögliche Konsequenzen" handle es sich um "eine Entscheidung im stillen Kämmerlein". Aber vielleicht müsse der Berater das ansprechen.

Die Frage des Umgangs mit diesem Themenbereich beschäftigt die Berater immer wieder von neuem. Ein Einfluß der jeweiligen Eltern, wie sie auf dieses Thema eingehen, als auch der augenblicklichen Situation des Beraters, seine Erfahrung mit aktuellen Beratungen spielen hier mit hinein. Auf seiten der Eltern entsteht häufiger der Eindruck, daß sie es zu diesem Zeitpunkt vorziehen, sich mit dieser Thematik nicht näher auseinanderzusetzen. Letztendlich ist ihre Entscheidung für die Chorionzottenbiopsie von der Hoffnung geprägt, es werde alles gutgehen. Andere Eltern begrüßen dagegen, daß der Berater auch hierauf eingeht. So meinte z.B. eine Schwangere, es habe ihr sehr geholfen, die große Verantwortung zu sehen, mit der das Gespräch geführt worden sei.

Es zeigte sich, daß ein und derselbe Berater von verschiedenen Eltern als sachlich-neutral, von anderen als wertneutral und eine angenehme Atmosphäre verbreitend und von wieder anderen als jemand erlebt wurde, der den Eindruck erweckt, er sei gegen Pränataldiagnostik. Obwohl das Verhalten des Beraters entsprechend der jeweiligen Gesprächssituation und den Erwartungen der Eltern in gewissem Ausmaß variiert, wird deutlich, daß die jeweilige Erwartungshaltung der Eltern und die erlebte oder unterdrückte Konflikthaftigkeit der anstehenden Entscheidung die Wahrnehmung und Einschätzung des Verhaltens des Beraters wesentlich beeinflußt (vgl. hierzu auch Reif u. Baitsch 1986).

Die Bedeutung, die die Eltern der Beratung zumessen, läßt sich auch daraus ablesen, ob sie einige Tage Zeit zwischen Beratung und Untersuchung für wünschenswert oder gar für notwendig halten. 71% der Eltern halten einen Zwischenraum von einigen Tagen für wünschenswert bzw. für wichtig. Dies wird u.a. folgendermaßen begründet: "Bedenkzeit ist wichtig"; "Das muß man erst mal verarbeiten"; "trotz schwieriger Anreise"; "es ist gut, wenn das Wochenende dazwischen ist, da ist der Partner zuhause"; "da kann man noch einmal mit seinem Arzt sprechen" (vgl.Abschn. 5.7.1). 18% (sie sind in den 71% enthalten) der Eltern halten einen Zwischenraum von einigen Tagen nicht nur für wünschenswert, sondern meinen, eine Beratung am selben Tag reiche nicht aus. Einige Eltern differenzieren danach, ob die Eltern schon vorinformiert sind oder nicht. 13% der Eltern meinten, bei ihnen hätte es gereicht, wenn die Beratung am selben Tag wie die Chorionzottenbiopsie gewesen wäre. Als Beispiel sei eine der Begründungen angeführt: Sie habe sich nicht mehr anders entscheiden wollen, und sie habe schon vorher viel gewußt. Ein Teil dieser Schwangeren verwies jedoch darauf, daß sie dann, wenn es an Vorinformationen fehle, einen Zwischenraum von mehreren Tagen für wichtig hielten. Eine der Befragten, die sehr gut vorinformiert war und für deren erwartetes Kind ein Wiederholungsrisiko von 25% bestand, meinte schließlich, die Beratung müsse eigentlich vor der Schwangerschaft stattfinden. In 16% der Fälle fehlen uns Angaben hierzu.

5.7.5   Einschätzung der Beratung nach auffälligem Befund

Die hier eingehenden Erfahrungen beruhen vor allem auf Beratungen, in denen vor der Pränataldiagnostik, zumeist einer Amniozentese, kein individuelles Beratungsgespräch in unserer Beratungsstelle stattgefunden hatte. Der Kontakt zu den Eltern entstand erst mit der Mitteilung des auffälligen Befundes. Amniozentesen werden in Ulm zur Zeit sehr viel häufiger durchgeführt als Chorionzottenbiopsien (vgl. 4.2), dementsprechend kommt es auch häufiger zu auffälligen Befunden nach einer Amniozentese als nach einer Chorionzottenbiopsie. Aus unserer Stichprobe 3 stehen uns nur in einem Fall Daten vom Beratungsgespräch vor der Chorionzottenbiopsie und dem Gespräch nach auffälligem Befund sowie aus einem katamnestischen Gespräch mit der Schwangeren zur Verfügung. In einem zweiten Fall liegen uns Daten vom Gespräch vor der Chorionzottenbiopsie und vom katamnestischen Gespräch nach dem Abbruch der Schwangerschaft vor. Schließlich berichtete in einem weiteren Fall eine Schwangere im Katamnesegespräch nach der Chorionzottenbiopsie, wie sie das Gespräch über den pathologischen Befund nach der Amniozentese in der vorangegangenen Schwangerschaft und den Schwangerschaftsabbruch erlebt hatte. Es sind insgesamt nur wenige Fälle, zu denen uns katamnestische Daten zur Einschätzung der Beratung und zur Verarbeitung des auffälligen Befundes (n=14) sowie zur Verarbeitung des Schwangerschaftsabbruchs (n=12) vorliegen (2 katamnestische Gespräche erfolgten mit Eltern, die die Schwangerschaft fortsetzten). Sie vermitteln dennoch einen ersten Einblick in das Spektrum möglicher Einschätzungen und Verarbeitungsprozesse.

Während die meisten der befragten Frauen im katamnestischen Gespräch gern und ausführlich über das Erleben des Schwangerschaftsabbruchs, zum Teil auch über ihre Reaktion auf den Befund berichten, gehen sie selten näher auf das Beratungsgespräch ein. Die Bedeutung des Beratungsgesprächs tritt offensichtlich weit hinter die des Erlebens und Verarbeitens des Schwangerschaftsabbruchs zurück. Die wenigen Aussagen zum Beratungsgespräch sind überwiegend positiv, doch in einem Fall wird Kritik sehr deutlich, in zwei weiteren zumindest ansatzweise. Auffällig ist, daß dabei die Befundmitteilung selbst sowie die Frage der Entscheidungsfindung, das Abwägen, ob die Schwangerschaft fortgesetzt werden soll oder nicht, mit einer Ausnahme nicht erwähnt wird.

In dem Fall, in dem sich die Eltern bei dem Befund der Chorionzottenbiopsie "47, XXX" für die Fortsetzung der Schwangerschaft entschieden hatten (vgl. 5.2.4), war offensichtlich für die positive Bewertung der genetischen Beratung von Bedeutung, daß der Frauenarzt dieselbe Einschätzung der Situation vertrat wie der genetische Berater. Frau Fo berichtet, daß sie noch mit ihrem Frauenarzt über den Befund gesprochen hatte; der habe genau das gleiche gemeint. Diese Schwangere erwähnt auch den Brief, der die Beratung für die Eltern zusammenfaßt; auch im Brief sei alles klar.

Während im Fall der Fortsetzung der Schwangerschaft bei einer Geschlechtschromosomenstörung die richtige Einschätzung der aktuellen Situation im Vordergrund steht, kann für Eltern nach dem Abbruch der Schwangerschaft die Ursache der aufgetretenen Behinderung (und damit die Frage einer möglichen Wiederholung bei einer nächsten Schwangerschaft) als wesentlich in Erinnerung bleiben. Nach der Erinnerung bzw. Einschätzung der Beratung gefragt sprachen zwei Schwangere die Informationen über die Ursache an: Frau Ba, die sich aufgrund des Befundes einer Trisomie 21 für einen Schwangerschaftsabbruch entschieden hatte, meint: Sie wüßte nicht, was an der Beratung hätte besser sein können. Es sei ihnen erklärt worden, wie es dazu kommen konnte; sie hätten ja garnicht damit gerechnet.

Frau Ni, die sich ebenfalls nach einer Amniozentese aufgrund der Trisomie 21 ihres erwarteten Kindes für einen Abbruch der Schwangerschaft entschieden hatte, bewertete das Beratungsgespräch als sehr hilfreich; es habe sie in vielem beruhigt und bestätigt. Es sei gesagt worden, daß es nicht an den Tabletten lag, die sie eingenommen hatte, und auch nicht daran, daß sie während der Schwangerschaft krank gewesen war. Obwohl es andererseits leichter gewesen wäre, damit eine Begründung für das ganze zu haben.

Nicht allein gelassen zu sein mit der schwierigen Situation, war für Frau Bl wichtig, die während des Beratungsgesprächs nach dem Befund einer Trisomie 21 zunächst dazu tendierte, die Schwangerschaft fortzusetzen. Nicht die Details, sondern das Gespräch "an und für sich" waren für sie hilfreich.

Frau Pe schien sich dagegen - weniger was die Informationsvermittlung als die Verarbeitung des Befundes und des Schwangerschaftsabbruchs angeht - allein gelassen zu fühlen. Sie ist es, die nach der Chorionzottenbiopsie über ihren Schwangerschafsabbruch nach Amniozentese in der vorangegangenen Schwangerschaft berichtet: Medizinisch seien sie gut beraten worden, und in der Familie könne man schon über den Schwangerschaftsabbruch reden, doch auch ihr Mann brauche Trost. Man sei da "wahnsinnig allein"; die seelischen Probleme könne sie kaum besprechen. Könne man nicht in der Richtung helfen? Es sei ein "wahnsinniges Problem", so gar keine Hilfe zu haben. Ob es denn keine Selbsthilfegruppen gäbe? Eigentlich könne das nur jemand verstehen, der das selbst hinter sich habe. Die Beratung der Eltern nach Vorliegen des auffälligen Befundes war wie üblich von zwei Beratern geführt worden; in diesem Fall war einer der Berater weiblich, der andere männlich. Frau Pe meinte, in einer solchen Situation sei vielleicht eine Frau - bzw. für sie - eine Frau angenehmer. Die Ärztin sei vielleicht doch etwas psychologischer vorgegangen. Aber daß sie das so sehe, liege bestimmt an ihr, sie sei halt damals "fix und fertig" gewesen und habe nur geweint; vielleicht rege das einen Mann auf.

Frau Ro sprach in ihrer Einschätzung der Beratung u.a. ein Problem an, das unabhängig vom Befund auftreten kann: Wenn einer der Partner medizinisches Wissen bzw. Vorverständnis ins Gespräch einbringt, wird es für den Berater schwierig abzuschätzen, inwieweit der Partner dieses Wissen teilt, bzw. dem Gespräch folgen kann. Frau Ro hatte von ihren beruflichen Erfahrungen her viel Vorwissen mitgebracht, und sie meinte im katamnestischen Gespräch, es wäre gut, ein wenig darauf Rücksicht zu nehmen, wenn jemand "keine Ahnung" habe, (wie in diesem Fall ihr Mann im Gegensatz zu ihr selbst). Der Berater habe sehr gut und sehr viel "zwischen den Zeilen" gesprochen. Das empfinde sie persönlich nicht als negativ, eine Nachfrage sei ja möglich gewesen. In der Beratung sei viel vorausgesetzt worden; das habe sie während der Beratung nicht gemerkt; erst hinterher sei ihr aufgefallen, daß für ihren Mann manches hätte klarer sein müssen. In diesem speziellen Fall war die Informationsvermittlung noch dadurch erschwert worden, daß der Befund hinsichtlich seiner Auswirkungen auf das erwartete Kind nur sehr schwer interpretierbar war.

Den Einfluß der eigenen Befindlichkeit in dieser schwierigen Situation spricht Frau Fl an: Vieles im Beratungsgespräch sei an ihr abgeglitten. Frau Fl zeigte sich sowohl im Beratungsgespräch als auch im katamnestischen Gespräch besonders betroffen durch den Befund einer Trisomie 21 (vgl. Abschn.5.8). Daß dieses "Abgleiten" der Information auch in anderen Fällen vorkommt, darauf verweist die Aussage einer anderen Schwangeren, 4 Monate nach dem Beratungsgespräch: daran könne sie sich praktisch nicht mehr erinnern.

Nur in einem Fall war der Themenbereich der Auseinandersetzung mit den Alternativen Fortsetzen oder Abbruch der Schwangerschaft Anlaß für die Kritik: Frau Ka war mit ihrem Partner bereits zur Beratung vor Chorionzottenbiopsie in der genetischen Beratungsstelle und hatte dieses Gespräch als sehr gut empfunden. Das Gespräch nach Vorliegen des Befundes (Trisomie 21) war für sie dagegen sehr belastend aufgrund der Gesichtspunkte, die den Bereich der Sozialberatung ausmachen. Für sie habe es einen Schock bedeutet, in ihrer Situation von Steuervergünstigungen, Förderungsmöglichkeiten etc. zu hören, für den Fall, daß sie das Kind austrage. Das habe so weh getan. Sie habe zuweilen den Eindruck gehabt, man unterstelle ihnen Bequemlichkeit, weil sie sich zu einem Schwangerschaftsabbruch entschlossen hatten; so sei es vielleicht nicht gewesen, doch habe es so auf sie gewirkt. Vielleicht habe es auch an der Art gelegen, wie es gesagt worden sei, - nun, das empfinde sicher jeder anders.

Auch in anderen Beratungen war zuweilen aufgefallen, daß es den Eltern schwerfiel, sich mit der Alternative "Fortführen der Schwangerschaft" auseinanderzusetzen, sich auszumalen, wie sich ihr Kind und ihr gemeinsames Leben entwickeln könnte, falls sie die Schwangerschaft nicht abbrechen. Einige dieser Eltern schienen ihre Vorentscheidung für den Schwangerschaftsabbruch in Frage gestellt zu sehen und darum "kämpfen", sich rechtfertigen zu müssen. Die Auseinandersetzung mit der Alternative "Fortsetzen der Schwangerschaft" steht auch einer möglichen Fluchttendenz entgegen, wie sie von Irvin et al. (1987) für die erste Phase der Verarbeitung der Mitteilung des Befundes, den Schock, beschrieben wird.

5.8   Erleben und Verarbeiten eines auffälligen Befundes

Hinweise auf die Art der Verarbeitung des auffälligen Befundes ergeben sich bereits während der Beratung über den Befund, sodaß wir hier auch Fälle einbeziehen können, zu denen uns keine katamnestischen Daten vorliegen. Gerade in bezug auf die Verarbeitung zum Zeitpunkt des Beratungsgesprächs fällt auf, daß ein echtes Abwägen zwischen Fortsetzen der Schwangerschaft und deren Abbruch eher bei Geschlechtschromosomenstörungen gefunden werden kann als bei Befunden, die zu schwerwiegenden Beeinträchtigungen des erwarteten Kindes führen. Doch fällt es auch bei Geschlechtschromosomenstörungen den Eltern nicht leicht, sich für ein Austragen der Schwangerschaft zu entscheiden.

So konnten sich Eltern, die ein Kind mit einem Turner-Mosaik erwarteten, erst in einem zweiten Beratungsgespräch, telefonischen Gesprächen mit einer Beraterin des Modell-Projekts zum Turner-Syndrom in Homburg/Saar und der Auseinandersetzung mit dem ausführlichen Informationsmaterial, das durch dieses Projekt zur Verfügung gestellt wird, zum Austragen der Schwangerschaft entschließen. Obwohl bei einem solchen Mosaikbefund (in einem Teil der untersuchten Zellen wird ein unauffälliger weiblicher Chromosomensatz gefunden, in den anderen fehlt eines der beiden X-Chromosomen) nicht in jedem Fall die Auswirkungen eines Vollbildes zu erwarten sind, malten sich diese Eltern ein Szenario aus, was schlimmstenfalls auftreten könnte. Trotz der Entscheidung für das Kind wünschten sie eine Nabelschnurpunktion in der Hoffnung, daß in den dabei gewonnenen Zellen nur noch ein unauffälliger Chromosomensatz gefunden wird. Der Mosaikbefund wurde dabei bestätigt, was die Entscheidung der Eltern nicht veränderte. Verunsichert wurden die Eltern jedoch dadurch, daß der betreuende Frauenarzt, der in der Zwischenzeit noch nicht vom Berater informiert werden konnte, die Situation so darstellte, daß diese den Eindruck gewannen, daß eigentlich nur ein Schwangerschaftsabbruch in Frage käme. Ein weiteres Telefongespräch mit einer der Beraterinnen des Turner-Projekts in Homburg bestärkte sie jedoch wieder in ihrer Entscheidung, und bei ihrem nächsten Besuch beim Frauenarzt, der inzwischen vom Berater informiert worden war, sei dieser wie umgewandelt gewesen und habe die Entscheidung zum Austragen der Schwangerschaft nicht mehr in Frage gestellt.

Doch auch bei einem Befund "Trisomie 21" (Down-Syndrom) kommt es, wenn auch selten, zu einem echten Abwägen beider Alternativen: Frau Bl kam noch am selben Tag nach der telefonischen Mitteilung des Befundes "Trisomie 21" (nach Amniozentese) mit ihrem Partner zu Beratung. Am Telefon hatte sie zunächst sehr gefaßt, doch sehr betroffen gewirkt. Während des Beratungsgesprächs verglich sie sich mit einer Bekannten, die sich in dieser Situation zum Abbruch der Schwangerschaft entschieden hatte. Sie überlegte, daß sie selbst unter besseren Bedingungen lebt, und glaubte, daß sie es aushalten könnte, die Schwangerschaft auszutragen. Andererseits hatte sie die Sorge, daß sie sich überschätzt und unter einem Realitätsverlust leidet. Sie wollte sich nicht von ihrem Kind trennen, sie hatte lange darauf gewartet. Schließlich meinte sie, die Entscheidung sei abhängig von der Familie, die zusammenhalte. Ihr Partner dachte offensichtlich eher an einen Abbruch der Schwangerschaft; er erkundigt sich auch nach dieser Möglichkeit, und wie es dann weitergehen würde.

Das katamnestische Gespräch etwa 6 Monate nach dem Schwangerschaftsabbruch, für den sie sich schließlich entschieden hatte, erbrachte folgendes: Frau Bl hatte geglaubt, "es" nun einigermaßen verkraftet zu haben. Doch wurde sie darin verunsichert, als ihr Arzt ihr riet, zu einem Psychologen zu gehen. Ihr Arzt meine, eine nächste Schwangerschaft wäre gut für sie, während sich in ihr trotz ihres Kinderwunsches bislang alles dagegen sperre. Für Frau Bl ist die Trauer um ihr Kind noch nicht abgeschlossen; sie ist noch nicht offen für eine nächste Schwangerschaft. Sie selbst glaubt auch, sich die notwendige Zeit lassen zu können.

Für Frau Bl war die Entscheidung für den Schwangerschaftsabbruch die bitterste Entscheidung, die sie bislang habe treffen müssen. Ihre erste Reaktion sei gewesen, das Kind behalten zu wollen; und das habe sie auch durchsetzen wollen. Es seien schließlich Vernunftgründe gewesen, die sie zu ihrer Entscheidung zum Schwangerschaftsabbruch geführt hätten. Sie habe dabei an ihr erstes, noch kleines Kind gedacht. Sie habe überlegt, daß dann, wenn das erwartete Kind nicht nur geistig behindert sein würde, sondern vielleicht auch ständige Krankenhausaufenthalte notwendig werden würden, dieses erste Kind dabei zu kurz käme, und daß sie selbst das nicht durchstehen würde.

Auch dem betroffenen Kind selbst würde es nicht nützen, wenn sie mit ihren Nerven total am Ende wäre.

Vor ihrer Entscheidung hatte sie noch mit einer Ärztin gesprochen, die mit Behinderten arbeitet, und eine offene Werkstätte für Behinderte besucht. Ihre Familie habe voll hinter ihr gestanden, und vor allem ihr Mann habe sie voll unterstützt und gemeint, er werde versuchen oder sie alle würden versuchen, ihre Entscheidung mitzutragen. Als sie sich dann zu einem Schwangerschaftsabbruch entschieden hatte, hatte sie den Eindruck, daß er recht froh darüber war. Vielleicht hat sie implizit gespürt, daß ihm diese Entscheidung lieber war; auch in der Familie hatte sie den Eindruck, daß diese dachte, ob es nun unbedingt sein müßte, daß sie die Schwangerschaft austrägt. Obwohl diese Entscheidung sehr schwierig für sie war, hält sie sie für richtig. In ihrem Verwandten- und Bekanntenkreis, in dem sie immer wieder darüber sprechen kann, sieht sie sich in ihrer Entscheidung gestützt und weiß aber auch, daß man ihr die eigene Entscheidung zugestanden hat bzw. auch eine andere Entscheidung zugestanden hätte. Da sei man der Meinung, jede Frau müßte diese Entscheidung selbst treffen.

Sie findet es richtig, daß sie sich damals zur Amniozentese entschieden hat, und sie meint, es wäre besser, wenn man es vorher weiß, unabhängig davon, wie man sich bei einem auffälligen Befund entscheidet. Entscheide man sich für die Fortsetzung der Schwangerschaft, könne man sich besser darauf vorbereiten und auch die Familie schon ein wenig umstellen und umorganisieren. Das sei auch damals ihre Überlegung für die Amniozentese gewesen.

Die Schwierigkeit, sich für einen Schwangerschaftsabbruch zu entscheiden, kann sich auch auf ganz andere Weise zeigen, und zwar auch bei dem relativ frühen Zeitpunkt nach Chorionzottenbiopsie: Den Befund nicht akzeptieren zu können ("Verwechslung der Befunde" als zentrales Thema) steht für den einen Elternteil der Familie Sch im Vordergrund, die Problematik sich "aktiv" gegen das Kind zu entscheiden, beim anderen. Die Eltern hegen die Hoffnung, daß es zu einer spontanen Fehlgeburt kommt. Sich selbst aktiv gegen das Kind zu entscheiden, würde für sie bedeuten, schwere Schuld auf sich zu laden. Hier wird weniger Trauer darüber deutlich, das Kind zu verlieren, als das Problem, Schuld auf sich zu laden. Es kommt schließlich zu einer spontanen Fehlgeburt.

Das erwartete Wunschkind "aktiv zu Tode zu bringen", stellte auch für Frau Ta ein Problem dar; zugleich wurde bei ihr große Trauer um dieses Kind, das kaum überlebensfähig sein würde, deutlich. Auf dem Ultraschallbild bei der Amniozentese habe sie es so gut gesehen und geglaubt, daß dieses mal alles in Ordnung sei. Wie in einem Zeitraffer ließ sich während des Beratungsgesprächs das Abwägen nachvollziehen, was ein Austragen dieses Kindes gegenüber dem Abbruch der Schwangerschaft für die Familie bedeuten würde. Der Prozeß des Abbruchs bzw. das "Erleiden" des Abbruchs, der bei anderen Schwangeren durchaus eine Rolle spielen kann, erschien demgegenüber eher nebensächlich.

Das Erleben von Trauer um den Verlust des Kindes kann auch zugleich mit dem Gefühl auftreten, sehr froh darüber zu sein, daß die Möglichkeit zur Chorionzottenbiopsie bestanden hatte, und daß ein Schwangerschaftsabbruch so früh geschehen konnte. Dies zeigte sich z.B. bei Frau Ka. Da sie ihre Entscheidung für einen Schwangerschaftsabbruch für richtig hält, es für sie die einzig richtige Entscheidung war, empfindet sie diese nicht als Belastung, und sie berichtet etwa 6 Wochen nach dem Schwangerschaftsabbruch, es gehe ihr "an sich" ganz gut. Eine Woche sei es ihr schlecht gegangen; sehr gute Freunde hätten sie in ihrer Entscheidung bestärkt. Sie versuche, dieses Erlebnis positiv zu sehen, doch tue es schon manchmal weh, und sie sei "echt traurig". Ihr Mann habe ihr sehr geholfen. Sie hat den Eindruck, daß sie Glück hatte, daß sie "noch einmal davongekommen ist". Sie glaubt, dies Problem im wesentlichen bereits verarbeitet zu haben. Die seelische Belastung, das Kind mit dem Wissen um den Befund auszutragen, schätzt sie als zu hoch ein und meint, es wäre etwas anderes gewesen, wenn sie es erst nach der Geburt erfahren hätte. Der größte Schock sei für sie gewesen, daß es ihnen passieren mußte. Sie empfand es als "Anwurf", betroffen zu sein. Zuvor hätten sie nicht im geringsten daran gedacht, daß es so ausgehen könnte.

Daß es bei der Verarbeitung des Befundes nicht nur um "Schwangerschaftsabbruch oder nicht" geht, sondern auch darum, was es für die Eltern bedeutet, ein Kind mit einer Beeinträchtigung zu erwarten, wird in den einzelnen Beratungen in unterschiedlichem Ausmaß deutlich; es kann auch ganz in den Hintergrund treten. Nicht nur die Empfindung eines "Anwurfs" deutet darauf hin; ein Hinweis hierauf kann auch sein, es nicht glauben oder akzeptieren zu können oder auch die Suche nach Ursachen.

Besondere Betroffenheit durch den Befund zeigte Frau Fl, sowohl bei der Beratung aufgrund des Befundes einer Trisomie 21 als auch etwa 4 Wochen später. Es habe sie "wahnsinnig" getroffen, daß sie ein Kind mit Trisomie 21 erwartete. Sie habe nichts gegen diese Kinder, aber es habe sie "wahnsinnig mitgenommen", während der Schwangerschaft morgens immer an einer Behindertenwerkstätte vorbeigehen zu müssen. Als sie vom Befund erfahren habe, sei sie so niedergeschlagen gewesen und habe sich gefragt, "warum ausgerechnet ich". Sie habe nicht mehr leben wollen. Sie frage sich, ob das die Strafe für früheres Verhalten sei. Sie frage sich, was sie verbrochen habe. Wenn es eine "normale Fehlgeburt" gewesen wäre, wäre es leichter zu ertragen.

Danach befragt, wie sie zu ihrer Entscheidung steht, meinte sie zunächst, das habe sie sich noch nicht richtig überlegt, aber es sei doch richtig gewesen. Hätte sie die Amniozentese nicht gemacht, wäre es furchtbar gewesen; das hätte sie nicht überlebt; sie hätte sich und das Kind - (sie beendet diesen Satz nicht). Sie wäre nicht damit fertig geworden; dann hätte sie wirklich nicht mehr leben wollen. Sie hätte das Kind nicht abgeben können; sicher würden diese Kinder gefördert, aber es wäre doch ihr Kind gewesen.

Sie habe sich die ersten Wochen isoliert. Sie habe weder mit ihren Freundinnen, noch mit ihrer Mutter reden können. Es sei das Schlimmste, was sie bisher erlebt habe; sie sei immer den Tränen nahe gewesen. Es fehle ihr zwar auch jetzt noch an Belastbarkeit, doch glaube sie nun, wieder arbeiten gehen zu können.

Ihr Mann habe es sehr schnell verkraftet; sie selbst habe es mehr getroffen, sie habe ja das Kind gespürt. Ihr Mann wolle nur ein gesundes Kind, und sie frage sich, ob nicht die Beziehung gelitten hätte, wenn sie sich nicht für den Schwangerschaftsabbruch entschieden hätte.

Es habe sie im Nachhinein noch beschäftigt, ob es wirklich keine Möglichkeit gegeben hätte - vielleicht in 2-3 Jahren - , dem Kind zu helfen (dabei meint sie grundsätzliche Heilungsmöglichkeiten, nicht die in der Beratung angesprochenen Fördermöglichkeiten). Sie habe im Nachhinein Sorge gehabt, ob sie zu voreilig gewesen war und sich zuwenig damit beschäftigt hatte. Doch habe sie unter Zeitdruck gestanden, da sie bereits in der 24. Schwangerschaftswoche gewesen war. Im Beratungsgespräch sei vieles an ihr abgeglitten. Abschließend meinte sie, ihr Lebenswille sei groß; sie habe den Willen, das Problem zu bearbeiten, statt es zu verdrängen.

Von weiteren 3 Fällen liegen uns Angaben über den Verarbeitungsprozeß 3-4 Wochen nach der Beratung aufgrund eines auffälligen Befundes und der Entscheidung der Eltern zum Schwangerschaftsabbruch vor:

Frau Ba berichtete etwa 3 Wochen nach dem Schwangerschaftsabbruch aufgrund einer Trisomie 21, die bei der Amniozentese festgestellt worden war: Es gehe schon; doch gebe es Tage, an denen es ihr seelisch schlechter gehe, und sie sich immer noch einmal frage, ob die Entscheidung für den Schwangerschaftsabbruch richtig war, ob das Kind nicht doch ein Recht zu leben gehabt hätte. Doch meint sie, daß die Entscheidung schon richtig gewesen sei. Sie könne mit ihrem Mann darüber reden, wenn sie wieder ihre "schlechten Tage" habe.

Auch bei Frau Ni wechselt das Befinden in den ersten 4 Wochen nach dem Schwangerschaftsabbruch. Tageweise geht es ihr besser, dann geht es ihr seelisch wieder schlecht. Sie hat ab und zu noch Weinkrämpfe, z.B. wenn sie eine Schwangere sieht. Ihr Mann beruhigt sie in einer solchen Situation, doch vermeidet er es, mit ihr darüber zu reden. Frau Ni berichtet, sie trauere schon um dieses Kind, sie hätte schon gern ein zweites Kind haben wollen. Doch nun habe sie panische Angst, wieder schwanger zu werden und sie befürchte, ihre Angst könne dem Kind schaden, falls sie tatsächlich wieder schwanger werde. Aufgrund ihrer Angst, wieder schwanger zu werden, habe sie zur Zeit "Partnerprobleme".

Sie müsse nun nicht mehr weinen, wenn sie über den Schwangerschaftsabbruch erzählt; sie könne frei darüber reden. Sie akzeptiere ihre Entscheidung, und deshalb könne sie auch über den Schwangerschaftsabbruch und den Grund dafür reden. Für ihren Mann sei es schwieriger, er könne nicht darüber sprechen. Für sie sei es leichter, da sie mit ihren Freundinnen darüber reden könne. Für ihren Mann wäre es wahrscheinlich leichter gewesen, wenn die Ursache für das Down-Syndrom des erwarteten Kindes auf ihre Erkrankung bzw. die Medikamente, die sie eingenommen hatte, hätte zurückgeführt werden können. Sie geht davon aus, daß er sich innerlich Vorwürfe macht; er projiziere wohl den "Zufall" (auf den die Trisomie 21 zurückgeführt wurde) auf sich; im Unterbewußtsein suche er die Ursache bei sich. Für sie selbst sei die Entscheidung für den Schwangerschaftsabbruch sehr klar gewesen, für ihren Mann jedoch nicht. Ihr Mann lehne einen Schwangerschaftsabbruch aus ethischen Gründen ab. Er habe dem Schwangerschaftsabbruch nur aus Rücksicht auf sie zugestimmt. Sie berichtet, daß sie damals nach der Beratung im Zusammenhang mit dem Befund noch vor dem Ulmer Münster waren, und da habe es "auch so einen Zufall" gegeben: Da sei eine Gruppe 18-25jähriger Männer mit Down-Syndrom gewesen, die das Münster besichtigt hätten. Da habe ihr Mann gemeint, "es ist doch unser Kind" und "die sind doch gar nicht so, die freuen sich doch auch". Doch ihr Hausarzt habe ihr recht gegeben: Bei einem behinderten Kind drehe sich alles um dieses Kind, und das erste Kind könnte Schaden nehmen. Sie gehe davon aus, daß ihr erstes Kind Schaden genommen hätte, wenn sie das behinderte Kind ausgetragen hätte. Und die jungen mongoloiden Männer, die sie vor dem Münster gesehen hatte, bezeichnet sie als "Elite der Kranken", während die Ausprägung des Down-Syndroms bei ihrem Kind ja auch anders hätte sein können. Ursprünglich habe sie ihr Kind nach dem Schwangerschaftsabbruch sehen wollen, doch die Schwester habe gemeint, sie solle es sich nicht ansehen. Zum einen findet sie das gut, "da das sicher wahnsinnig belastend" gewesen wäre. Andererseits meint sie, es wäre halt doch ihr Kind gewesen.

Ringler und Langer (1988) gehen davon aus, daß das Sehen des Kindes den Prozeß der Verarbeitung des Schwangerschaftsabbruchs und der Trauer um das Kind, erleichtert. Es könne u.a. dazu beitragen, daß nicht aus Schuldgefühlen heraus Ersatz gesucht wird, z.B. in einer neuen Schwangerschaft (vgl. 2.2.3)

Sie hadere mit Gott mit der Frage, warum, warum mir? Sie habe mit ihrem Pfarrer darüber gesprochen, der gemeint habe, sie dürfe nicht nach dem Warum fragen. Doch sei sie ein Mensch, der nach Hintergründen suche. Ein "reiner Zufall der Natur" sei so schwer zu verstehen.

Alle Ärzte in der Frauenklinik hätten gemeint, ein weiteres Kind sei die beste Verarbeitung; ihr Mann würde es gern noch einmal versuchen, doch bei ihr sehe es zur Zeit noch anders aus; sie habe Angst.

Ähnlich wie Frau Bl merkt auch Frau Ni, daß sie Zeit für die Verarbeitung braucht. Bei Frau Bl scheint die Trauer um den Verlust des sehr erwünschten Kindes im Vordergrund zu stehen, bei Frau Ni die Auseinandersetzung mit

Schuldgefühlen. Ganz abgesehen davon, daß ihr Kinderwunsch im Gegensatz zu dem bei Frau Bl ambivalent ist, stehen daher sowohl der Rat ihres Pfarrers, sich nicht mit der Frage nach dem Warum auseinanderzusetzen, als auch der ihrer Ärzte, die ihr eine baldige erneute Schwangerschaft nahelegen, eher dem aufgenommenen Verarbeitungsprozeß entgegen. Nicht nur von Langer und Ringler, auch von Petersen (1986) wird eine schnelle weitere Schwangerschaft keineswegs als Erleichterung des Verarbeitungsprozesses beschrieben; die Auseinandersetzung mit Schuldgefühlen wird eher als hilfreich betrachtet.

Frau Ro spricht (etwa 3 Wochen nach dem Schwangerschaftsabbruch) aus, was wohl auch bei den anderen Frauen in dieser Situation häufig ist: emotional fällt es ihr sehr viel schwerer als rational, mit der Situation fertig zu werden; und sie geht davon aus, daß dieser Zustand auch noch einige Zeit dauern wird.

Daß das Kind aufgrund seiner Beeinträchtigung nur geringe oder keine Lebenschancen hat, kann die Verarbeitung der Entscheidung zum Schwangerschaftsabbruch erleichtern, nicht notwendigerweise jedoch die Trauer um das Kind. Die Tabuisierung gegenüber anderen scheint weniger notwendig, die Familie kann eher davon ausgehen, daß ihre Entscheidung in ihrem sozialen Umfeld akzeptiert wird. Dies trifft für die Situation bei Familie Mo zu. Bei Frau Mo war bei der Ultraschalluntersuchung eine schwere Nierenschädigung beim erwarteten Kind entdeckt worden. Zunächst war erwogen worden, ob ein operativer Eingriff dem Kind helfen könnte. Doch schließlich wurde die Situation derart eingeschätzt, daß das Kind keine Überlebenschancen hat. Frau Mo berichtet etwa 3 1/2 Monate nach dem Schwangerschaftsabbruch, die ersten Tage seien schwer gewesen; sie habe halt das ganze so mitbekommen. Sie habe sich die Frage stellen müssen, ob es hätte sein müssen; damals sei sie unsicher gewesen, jetzt sei sie es nicht mehr. Der Schwangerschaftsabbruch ist aus ihrer Sicht "von Vorteil für das Kind". Nun sei es vorbei, aber nicht vergessen. Ihre Familie sei ihr eine Hilfe; alle hätten es gewußt und die ganze Familie sei für den Schwangerschaftsabbruch gewesen.

Doch erleichtert die Information, daß das Kind keine oder nur eine sehr geringe Überlebenschance hat, nicht notwendigerweise die Verarbeitung. Das Beispiel von Frau Pe macht dies deutlich. Frau Pe war sehr schnell nach dem Abbruch der vorangegangenen Schwangerschaft aufgrund einer Trisomie 18 wieder schwanger geworden und zur Chorionzottenbiopsie angemeldet. In diesem Zusammenhang ging sie in unsere Stichprobe 3 ein. Während sie im Beratungsgespräch vor der Chorionzottenbiopsie trotz Versuchen des Beraters nicht näher auf ihre Verarbeitung des vorangegangenen Schwangerschaftsabbruchs einging (es war derselbe Berater, der damals über den Befund informiert hatte), berichtete sie im Katamnesegespräch sehr ausführlich darüber, mit der Begründung "Sie sind doch Psychologin", und deshalb habe sie sich überlegt, daß sie darüber sprechen sollte. Während des Beratungsgesprächs vor Chorionzottenbiopsie konnte sie die Anwesenheit der Psychologin noch nicht dazu nutzen; vielleicht, weil dies für Frau Pe überraschend gekommen war, vielleicht, weil sie von dem Beratungsgespräch eher etwas anderes erwartet hatte, vielleicht aber auch, weil ihr Partner mit anwesend war. Auf das Katamnesegespräch war sie jedoch vorbereitet und hier berichtete sie außergewöhnlich ausführlich: Medizinisch seien sie gut beraten worden, und in der Familie könne man schon über den Schwangerschaftsabbruch reden, doch auch ihr Mann brauche Trost. Man sei da "wahnsinnig allein"; die seelischen Probleme könne sie kaum besprechen. Könne man nicht in der Richtung helfen? Es sei ein "wahnsinniges Problem", so gar keine Hilfe zu haben. Sie fragt, ob es denn keine Selbsthilfegruppen gäbe. Eigentlich könne das nur jemand verstehen, der das selbst hinter sich habe.

Beim Schwangerschaftsabbruch (der auf Wunsch der Schwangeren nicht in der Universitätsklinik stattgefunden hatte) habe das ganze Personal sie verurteilt; es sei furchtbar gewesen. Sie möchte jeder Frau abraten, den Schwangerschaftsabbruch "am Ort" vornehmen zu lassen. Zu ihrer Entscheidung stehe sie; sie hätte das behinderte Kind der Familie nicht zumuten können; sie sei nicht mehr jung, sie hätte es nicht mehr so lange pflegen können und hätte es dann ihren Kindern aufgebürdet. Dabei wird deutlich, daß sie Schwierigkeiten mit der Verarbeitung des Befundes hat, da das von ihr erwartete Kind nur eine sehr geringe Überlebenschance hatte. Sie überlegt, es sei doch nicht ganz sicher gewesen, ob das Kind wirklich so schwer behindert gewesen wäre; vielleicht hätte sie es doch annehmen sollen? Von kirchlicher Seite höre man hierzu gar nichts. Sie selbst hatte sich nicht darum bemüht, von dieser seite Hilfe zu bekommen, da sie dies als hoffnungslos betrachtet; ihr fehle das Vertrauen, dies dort anzusprechen. Auch zu ihrem neuen Frauenarzt fehlt ihr (vorerst) das Vertrauen, dies anzusprechen; sie kennt ihn noch nicht und hat Angst, verurteilt zu werden. Auch im ganzen Bekanntenkreis hat sie nichts darüber erzählt, da sie eine Verurteilung fürchtet. Trotzdem hätte sie, wenn die Chorionzottenbiopsie wieder etwas derartiges erbracht hätte, wieder so gehandelt, da sie nicht nur für das Kind, sondern auch für die Familie Verantwortung trage. Die neue Schwangerschaft (sehr schnell nach dem Abbruch der vorangegangenen eingetreten) sei ein bißchen eine Hilfe, eine Art "Wiedergutmachung". Sie habe entschieden, daß dies ihre letzte Schwangerschaft ist.

Frau Ke meint etwa 3 1/2 Monate nach dem Schwangerschaftsabbruch (Aufgrund des Befunds einer Trisomie 21 nach Amniozentese): Es gehe ihr an und für sich gut; es sei zwar nicht so einfach, doch glaube sie, darüber hinweg zu sein. Andererseits ist es ihr lieber, es nun nicht wieder -durch ein katamnestisches Gespräch - aufzurühren, was respektiert wurde.

Ebenfalls etwa 3 1/2 Monate nach dem Schwangerschaftsabbruch berichtet eine andere Schwangere, die bei sehr starkem Kinderwunsch bereits das zweite nicht lebensfähige Kind erwartet hatte und nun aufgrund des Schwangerschaftsabbruchs fürchtet, bei ihren Adoptionsbemühungen Nachteile zu erfahren, sie seien beide in der Lage, das relativ leicht zu nehmen; darüber sei sie sehr froh. Es ginge ihr relativ gut, und sie würden jetzt erst einmal das Leben ohne Kinder "genießen". Sie arbeite wieder, und ihre Kollegen würden ihr sehr helfen. Bereits bei der Befundmitteilung hatten beide Eltern den Eindruck erweckt, daß ihnen sehr viel daran lag, dies alles mit Fassung zu tragen und optimistisch zu bleiben.

Während bei der Verarbeitung eines Schwangerschaftsabbruchs die Kommunikation mit Verwandten und/oder Freunden hierüber und deren Zustimmung bzw. Akzeptanz der Entscheidung für die Verarbeitung offensichtlich sehr hilfreich ist, bleibt dies offen für die Situation, in der sich Eltern nach dem Befund einer Geschlechtschromosomenstörung zum Austragen der Schwangerschaft entscheiden. Die Berater sprechen diese Eltern darauf an, sich zu überlegen, wem sie den Befund mitteilen wollen. Zum Teil, in Abhängigkeit vom Befund, "raten" sie diesen Eltern auch in gewisser Weise, den Befund vorerst wieder zu "vergessen", solange nicht z.B. eine Hormonbehandlung ansteht. Dabei geht es darum, eine Pathologisierung des ohne dieses Befundes möglicherweise - zumindest in den ersten Jahren - völlig unauffällig gebliebenen Kindes zu verhindern. Hier fehlt uns das Wissen darum, wie Eltern langfristig damit umgehen. Doch auch in diesen Fällen dürfte ein "Vergessenwollen" oder "Geheimhalten" des Befundes die Verarbeitung nicht erleichtern. Möglicherweise sind hier Selbsthilfegruppen, wie sie für das Turner-Syndrom zur Zeit entstehen (vgl. Homburg/Saar), eine Hilfe.

Frau Fo, deren Beratung als Beispiel des Ablaufs eines Gesprächs bei einer Geschlechtschromosomenstörung in Abschn. 5.2.4 näher dargestellt wurde, berichtet zwei Monate nach der Befundmitteilung, ihr Mann könne sie unterstützen, doch hätten sie "das jetzt weggelegt". Sie hätten sich gefragt, ob sie es später wirklich ihrer Tochter sagen müßten? Das müßten sie wohl? Sie habe das auch mit ihrem Frauenarzt besprochen, der habe gemeint, daß sie das müsse.

5.9 Kontakte mit anderen im Zusammenhang mit der Chorionzottenbiopsie

Abschließend soll nun noch auf das soziale Umfeld der Eltern, die zur Beratung vor Chorionzottenbiopsie kommen, eingegangen werden. Dabei interessiert uns zunächst, ob die Eltern überhaupt in ihrem Verwandten- und Bekanntenkreis über die Pränataldiagnostik und ihre Entscheidung sprechen oder diese als etwas ausschließlich zu ihrer privaten Sphäre gehöriges betrachten bzw. dieses Thema tabuisieren. Wir erfahren hierbei etwas über den Rückhalt, den diese Eltern finden (oder auch nicht finden), über deren Möglichkeit zur Diskussion der mit der Pränataldiagnostik verbundenen Probleme, deren Erfahrungen mit anderen Sichtweisen und schließlich, ob sie in ihrem näheren sozialen Umfeld einem bestimmten Erwartungsdruck ausgesetzt sind. Darüberhinaus finden sich in den Aussagen zur Kommunikation mit anderen Hinweise auf das Wissen über die Pränataldiagnostik in diesem sozialen Umfeld.

Etwa 1/3 der Eltern, von denen uns Aussagen hierzu vorliegen, sprachen nicht mit anderen über die Pränataldiagnostik, oder nur mit ausgewählten Bezugspersonen. Keine der Frauen berichtet, daß sie mit ihrer Entscheidung für die Pränataldiagnostik im Freundes- und Bekanntenkreis auf Unverständnis gestoßen ist. Es entstand jedoch der Eindruck, daß diejenigen, die das befürchten, nicht darüber sprechen. Nicht mit anderen darüber zu sprechen, kann jedoch auch auf anderen Gründen beruhen: Daß der Bereich Schwangerschaft, Pränataldiagnostik oder gar Schwangerschaftsabbruch als ein Bereich betrachtet wird, der nur die Partnerschaft betrifft; daß die Eltern keine Personen in ihrer Nähe haben, zu denen sie genügend Vertrauen haben, um über diese Themen zu sprechen; daß die Eltern Personen, die ihnen nahestehen, "schonen", sie nicht auch noch mit diesen Themen belasten möchten. Manche Eltern zögern über die Schwangerschaft zu sprechen, solange der Befund der Pränataldiagnostik noch nicht vorliegt oder solange sie noch eine Fehlgeburt fürchten.

Im folgenden werden zur Veranschaulichung wieder einige Beispiele gegeben: Frau Ge hat bis zum Zeitpunkt des katamnestischen Gesprächs nach dem Befund noch nicht mit anderen darüber gesprochen. Sie begündet dies damit, daß dies eine Frage der Einstellung sei; sie empfinde dies als privat. Im übrigen würden ihre Freunde weit entfernt wohnen. Wenn sich jemand dafür interessieren würde, wäre das vielleicht anders.

Frau K, die zunächst einen Schwangerschaftsabbruch aus sozialer Indikation erwogen hatte, berichtet, sie hätten alles mit sich selbst ausgemacht. Sie haben die Schwangerschaft der Verwandtschaft lange nicht mitgeteilt. Eine andere Schwangere berichtet etwa 3 Wochen nach dem Befund der Chorionzottenbiopsie, bis jetzt wisse noch niemand von der Schwangerschaft. Ihre Eltern würden ohnehin nicht begeistert sein. Jeder habe halt eine andere Einstellung. Sie würden erst einmal abwarten. (Dies hängt möglicherweise auch mit der Erfahrung mehrerer Fehlgeburten zusammen).

Über die Begrenzung der Information über die Schwangerschaft nach außen bis zum Vorliegen des Befunds der Chorionzottenbiopsie berichtet Frau R: Zum Zeitpunkt der Chorionzottenbiopsie hatte sie ihren beiden Kindern von der Schwangerschaft als "Familiengeheimnis" berichtet. Nach dem Befund durften sie es weitererzählen. Eines ihrer beiden Kinder habe es überall erzählt. Das seien 2 "unheimlich glückliche Tage" gewesen. Frau R hatte danach eine Fehlgeburt, bei der es ihr selbst sehr schlecht ging. "Bis die frohe Botschaft über das erwartete Baby bis zu den letzten Bekannten durchgedrungen war, und diese gratulieren wollten, war es schon vorbei". In ihrem Bekanntenkreis war ihr starker Kinderwunsch bekannt und sie fand dann viel Verständnis und Mitgefühl. Sie empfindet sich als "aufgefangen". Sie hat sehr gute Freunde, deren Verständnis ihr wichtig ist.

Frau C berichtet von Kontakten, die sich auf wenige Bezugspersonen beschränken. Nur wenige wüßten Bescheid, daß sie eine Pränataldiagnostik erwogen und sich dafür entschieden haben: gute Bekannte, wirkliche Freunde. Viele, vor allem jüngere Frauen, die das ja auch nicht brauchten, wüßten gar nicht, was das ist. Die Frauen über 30 würden sich eher dafür interessieren und auch eher nachfragen. Mit einer guten Freundin habe sie über die Pränataldiagnostik gesprochen. Diese habe gemeint, sie könne ihr keine Entscheidungshilfe geben; das sei schwierig. Doch habe diese Freundin geglaubt, daß sie sich selbst wohl für eine Pränataldiagnostik, und wohl eher für die Chorionzottenbiopsie entscheiden würde. Frau C meint, das habe sie auch ein wenig beeinflußt.

Frau I, Mutter eines Kindes mit Trisomie 21, differenziert danach, wem und was sie sagt. Zunächst hatte sie "nichts" gesagt, sie wollte erst einmal abwarten. Als es zur Fehlgeburt gekommen war, hat sie ihre Geschwister informiert, und zwar auch über den Befund (Trisomie 21). Eine andere Verwandte informierte sie dagegen nicht. Man sage ohnehin schon, ob sie denn nicht genug habe, ob sie wirklich noch mal ein Kind wolle. Den Schwangeren in ihrer Umgebung erzählt sie nur, daß sie ihr Kind verloren hat (nichts jedoch darüber, daß auch dieses Kind eine Trisomie 21 hatte), um deren Angst, die sie ohnehin schon hätten, nicht zu verstärken.

Auch die Eltern V sprachen bislang nur mit wenigen über die Schwangerschaft und die Pränataldiagnostik. Bei ihnen steht dabei ein anderer Gesichtspunkt im Vordergrund: Sie genießen es zur Zeit, daß "kein Mensch auf die Idee kommt", daß sie noch ein Kind bekommen. Frau V kann jedoch auch mit jemandem darüber reden, der gegen die Pränataldiagnostik ist. Sie kennt Argumente dagegen. Sie kennt verschiedene Meinungen, und Frau V betont, sie könne ihre eigene Meinung vertreten. Sie hält ihre Entscheidung für richtig und geht davon aus, daß sie von den anderen akzeptiert wird. Sie verurteile ja auch niemanden; das wäre anmaßend.

Eine Südeuropäerin sprach nach der Chorionzottenbiopsie mit anderen Frauen aus ihrem Kulturkreis über die Pränataldiagnostik und erfuhr dabei, daß auch andere dieser Frauen sich dafür entschieden, ihr bisher jedoch nichts darüber erzählt hatten.

Bei denjenigen, die mit anderen über die Pränataldiagnostik sprachen, lassen sich zwei Gruppen bilden, die sich geringfügig überschneiden. Bei den einen ist es mehr ein Berichten über etwas, was die anderen nicht oder kaum kennen; zumindest steht dieser Gesichtspunkt im Vordergrund. Bei der anderen Gruppe geht es mehr um ein Auseinandersetzen mit unterschiedlichen Meinungen und Erfahrungen zur Pränataldiagnostik oder auch um die Bestätigung der eigenen Sicht durch andere.

Hier einige Beispiele, die auf das geringe Wissen über die Pränataldiagnostik im Bekanntenkreis verweisen:

Frau J hat schon einige Male mit Bekannten darüber gesprochen; sie hat mehrere Bekannte in diesem Alter, die das interessiert. Diese Bekannten hätten noch sehr wenig über die Chorionzottenbiopsie gewußt. Diese hätten geglaubt, es sei das "wo man durch den Bauch sticht", und gemeint, das sei doch gefährlich. Frau J hatte vor der Chorionzottenbiopsie mit ihrer sehr religiösen Mutter darüber gesprochen, auch über einen möglichen Schwangerschaftsabruch. Ihre Mutter habe sie in ihrer Entscheidung für die Chorionzottenbiopsie und gegebenenfalls für einen Abbruch der Schwangerschaft bestärkt. Frau Al berichtet, ihre Schwester habe eine Amniozentese durchführen lassen; diese habe nichts von der Chorionzottenbiopsie gewußt. Frau D stieß bei ihren Gesprächen mit Freunden und Bekannten über die Chorionzottenbiopsie nur auf große Unwissenheit. Dort werde die Meinung vertreten, die Amniozentese untersuche etwas anderes, und das sei ja eigentlich nicht so. Frau P sprach mit einer Verwandten und mit Frauen, die Erfahrung mit der Amniozentese hatten; die Chorionzottenbiopsie habe keiner gekannt. Frau G sprach mit ihren schwangeren Freundinnen, die kaum oder zu spät etwas darüber wußten. Alle hätten aufgrund des Zeitpunkts die Chorionzottenbiopsie besser gefunden. Frau Do berichtet, sie hätten im Freundeskreis darüber gesprochen. Manche hätten nicht gewußt, daß es die frühe Untersuchung gibt. Bei Fragen wie "würdest Du es machen", sei keine Frau dabei gewesen, die gesagt habe, "ich würde es machen". Frau Do hatte sich , nicht zuletzt auf Wunsch ihres Mannes, für die Amniozentese entschieden.

Relativ wenige Schwangere trafen in ihren Gesprächen über die Pränataldiagnostik auf unterschiedlichen Einstellungen und Wertorientierungen: Auf Frau V, die es für anmaßend hält, andere Meinungen nicht zu akzeptieren, sind wir bereits eingegangen. Frau A berichtet von einer Freundin, die aus religiösen Gründen eine Pränataldiagnostik ablehnt; sie sprach aber auch mit anderen Bekannten, denen das Risiko, ein behindertes Kind zu bekommen, auch zu hoch wäre, d.h., die sich auch für die Pränataldiagnostik entscheiden würden. Frau G hat eine Verwandte, die sich gegen die Pränataldiagnostik entschieden hat, da sie aus einem auffälligen Befund keine Konsequenzen ziehen würde.

Ausschließlich auf dieselbe Sichtweise wie ihre eigene stießen die Eltern L: "Die haben alle überhaupt keinen Zweifel", daß es sinnvoll ist, sich für die Pränataldiagnostik zu entscheiden. Alle würden nur die Amniozentese kennen; die Chorionzottenbiopsie sei nicht so bekannt. Keiner habe sie gefragt, was sie "hinterher" mache.

Frau Z berichtet dagegen, andere hätten auf sie eingeredet, daß sie die Chorionzottenbiopsie nie machen lassen würden; da würde man ja das Kind verlieren. Im Zusammenhang hiermit meint sie, daß die meisten Frauen viel zu wenig aufgeklärt seien. Ansonsten sprach sie mit einer Bekannten, einer Ärztin, die mit beiden Untersuchungsmethoden Erfahrung hatte. Als bei der vorausgegangenen Schwangerschaft die Amniozentese den Befund "Trisomie 21" erbracht hatte, habe sie eine Mission verspürt, in ihrem Bekanntenkreis für die Amniozentese zu werben; dieses Mal gehe es ihr nicht so.

Eine andere Schwangere, Mutter eines Kindes mit Trisomie 21, die in ihrem Freundes- und Bekanntenkreis darüber sprechen kann und nur Verständnis findet, meint: wenn jemand darunter wäre, der dieses Verständnis nicht aufbrächte, würde er nicht mehr zu ihren Bekannten zählen.

In 2 Fällen der Stichprobe 3 (n=38) war es aufgrund des Befundes der Chorionzottenbiopsie zu einem Schwangerschaftsabbruch gekommen; in einem weiteren Fall hatte eine Schwangere, die zur Chorionzottenbiopsie kam, von ihrem erst kurz zuvor erlebten Schwangerschaftsabbruch nach Amniozentese berichtet. Da das Thema Schwangerschaftsabbruch in noch stärkerem Maß als etwas Tabuisiertes oder zumindest als etwas sehr Persönliches erlebt wird, soll auf diese 3 Fälle näher eingegangen werden. Darüber hinaus beziehen wir hier auch die Fälle mit ein, bei denen es erst aufgrund eines auffälligen Befundes zur Beratung in der Beratungsstelle kam. In diesen Beispielen deutet sich bereits das gesamte mögliche Spektrum der Kommunikation über dieses Thema an:

Frau Ka sprach mit dem älteren ihrer beiden Kinder über die Entscheidung zum Schwangerschaftsabbruch; sie sagte ihm, daß es auch davon betroffen gewesen wäre, wenn sie ein behindertes Kind bekommen hätten, und daß sie ihm das nicht zumuten wollten. Dieses Kind habe das akzeptiert. Dem jüngeren der beiden sagte sie, daß das Baby krank gewesen und nun nicht mehr da sei. Dieses jüngere Kind habe dazu gemeint, sie hätten für das Baby ja ohnehin keinen Platz gehabt. Ihr Mann habe ihr sehr geholfen, und ihre Freunde und Bekannten, mit denen sie darüber gesprochen habe (und die ihr offensichtlich etwas bedeuten), hätten ihre Entscheidung bekräftigt. Diese meinten, sie hätten sich auch nicht anders entschieden.

Frau F, die sich zum Abbruch der Schwangerschaft entschloß, als der Befund der Chorionzottenbiopsie auf die bereits in der Familie aufgetretene rezessive Erkrankung verwies, kann mit ihrem Mann immer darüber reden. Ihre Kinder dürften es jedoch nicht wissen, und das mache es schwer. Bei Verwandten differenziert sie. Sie sei nicht für Heimlichkeiten, doch erwähnt sie einen Verwandten, der es nicht wissen dürfe, da er schon alt sei und es nicht begreifen würde. Bei anderen wählte Frau F einen geeigneten Zeitpunkt für die Mitteilung. (Nur der engste Verwandtenkreis wurde erwähnt).

Frau Pe hat sich in der vorangegangenen Schwangerschaft, als die Amniozentese den Befund "Trisomie 18" erbracht hatte, zu einem Schwangerschaftsabbruch entschlossen; sie wurde sehr schnell wieder schwanger und kam nun zur Chorionzottenbiopsie. Über den Schwangerschaftsabbruch hat sie nur im engsten Kreis darüber gesprochen; von außen erwartet sie keine Hilfe. Sie meint, vielleicht habe sie da auch Mißtrauen. Der Schwangerschaftsabbruch gilt nach außen als Fehlgeburt. Frau Pe geht davon aus, daß sie mit ihrer Entscheidung auf volle Ablehnung und Verurteilung stoßen würde.

In der Gruppe der Beratungen, die erst nach einem auffälligen Befund stattfanden, haben wir auch ein Beispiel mit dem Befund einer Geschlechtschromosomenstörung (47, XXX), nach dem die Schwangerschaft fortgesetzt wurde. Frau Fo berichtet, daß sie über die Chorionzottenbiopsie gesprochen habe und die anderen diese Methode ab einem Alter von 40 Jahren gut gefunden hätten. Über den Befund habe sie nichts erzählt (Überlegungen in diese Richtung waren im Beratungsgespräch nahegelegt worden, um dem Kind und der Familie eine mögliche Pathologisierung zu ersparen). Frau Fo meint, da würde leicht "gelästert", und das Kind würde dann vielleicht in unangemessener Weise darauf angesprochen. Es mache ihr nichts aus, nicht mit anderen darüber reden zu können.

Frau Ba sprach innerhalb der Familie über die Amniozentese und den Schwangerschaftsabbruch. Sie meint, wenn sie von jemandem direkt darauf angesprochen werden würde, würde sie auch darauf eingehen. Aber eigentlich gehe es ja nur die Familie etwas an. Den anderen sage sie, das Kind sei abgestorben. Frau Ni kann dagegen sowohl über die Amniozentese als auch über den Schwangerschaftsabbruch sprechen. Frau Ro hatte mit einer Freundin über die Amniozentese gesprochen, die sich dagegen entschieden habe, während sie für sich selbst immer die Meinung vertreten habe, wenn eine Schwangerschaft, dann eine Amniozentese. Mit dieser Freundin, die sehr religiös sei, habe sie sich sehr oft unterhalten. Über den Befund hätten sie nur im engsten Familienkreis gesprochen. Dort hätten sie den gewünschten Halt jedoch nicht gefunden. Im Bekanntenkreis suchten sie solche Hilfe nicht; das wollten sie nicht. Sie halten sich selbst für gefestigt genug, daß sie das nicht brauchen. Das ganze habe sie härter gemacht, härter in einem positiven Sinne (sie kann nun mehr ertragen). Bei Frau Mo war bei der Ultraschalldiagnostik eine lebensbedrohende Veränderung des erwarteten Kindes festgestellt und daraufhin noch eine Chorionzottenbiopsie durchgeführt worden. Sie berichtet, daß sie die ganze Familie darüber informiert hatten, und daß die ganze Familie für den Schwangerchaftsabbruch gewesen sei. Auch Frau St erwartete ein mit sehr großer Wahrscheinlichkeit nicht lebensfähiges Kind. Sie erwähnt, daß sie über den Schwangerschaftsabbruch spreche; sie sei offen, und das helfe ihr. Frau Wi kann mit ihrer Freundin und mit ihrer Mutter darüber reden, nicht jedoch mit den Geschwistern, mit denen sie sich nicht so gut versteht. Sie möchte sich nicht "nachsagen" lassen, daß sie ein mongoloides Kind hatte. Den Geschwistern hatte sie gesagt, es sei nach der Amniozentese zu einer Fehlgeburt gekommen.

Das Bedürfnis und die Möglichkeiten der Eltern, über die eingetretene Schwangerschaft, die erwogene Pränataldiagnostik und mögliche Folgen zu sprechen, variieren deutlich. Die einen halten es für selbstverständlich, sich mit unterschiedlichen Meinungen zu konfrontieren und diese auch zu akzeptieren mit der selbstverständlichen Erwartung, daß auch ihre eigene Entscheidung entsprechend akzeptiert wird. Daß sich im Spektrum der unterschiedlichen Meinungen, im Bekanntenkreis auch die eigene wiederfindet, ist dabei jedoch sicher nicht ohne Bedeutung. Es fällt auf, daß das Kennen von anderen Sichtweisen im Beratungs und im Katamnesegespräch eher selten angesprochen wird. Dies mag zum Teil daran liegen, daß dieses Thema im sozialen Umfeld der Eltern nicht angesprochen wird oder auch gar kein Thema ist. Wir können zwar nicht ausschließen, daß die Eltern lediglich uns gegenüber nicht auf dieses Thema eingegangen sind, doch wurde deutlich, daß einige Eltern ganz bewußt darauf verzichten, mit anderen, bei denen sie eine abweichende Meinung erwarten, darüber zu sprechen.

Die Möglichkeit, im eigenen (engeren) sozialen Umfeld über den Schwangerschaftsabbruch sprechen zu können und Verständnis und Akzeptanz zu finden, kann die Verarbeitung erleichtern. Die Sorge, abgelehnt und verurteilt zu werden und aus diesem Grund mit niemandem reden zu können, erschwert dagegen die ohnehin schwierige Situation noch zusätzlich. Eine dieser Schwangeren meinte, hier könnte eine Selbsthilfegruppe sehr hilfreich sein.

6 Konsequenzen für die Beratung

Der Überblick über die aktuelle Situation erbrachte, daß innerhalb des Fachs Humangenetik eine deutliche Hinwendung zur individuellen Hilfestellung als Ziel genetischer Beratung stattfindet und daß das eigene Handeln im Hinblick auf mögliche unerwünschte Auswirkungen kritisch reflektiert wird. Ob Eltern eine Pränataldiagnostik durchführen lassen oder nicht, wird explizit als dem Bereich der Entscheidungsautonomie der Eltern zugehörig betrachtet. Eine Beratung vor Pränataldiagnostik soll die Entscheidungsautonomie nicht einschränken, sondern die erforderliche Basis dafür liefern. Sie wird deshalb als eine Voraussetzung für die Durchführung solcher Untersuchungen betrachtet.

Die Befunde unserer Studie zeigen, daß die Eltern eine solche Beratung überwiegend für wichtig und einige Tage Zeit zwischen Beratung und Untersuchung für sinnvoll halten, und zwar auch solche Eltern, die sich zunächst darüber wunderten, daß eine solche Beratung stattfindet. Keine der Schwangeren meinte, daß ihr die Untersuchung durch die Beratung nahegelegt worden sei; mehrere sprachen explizit an, die Beratung sei "wertneutral" gewesen, Gesichtspunkte dafür und dagegen seien angesprochen worden. Vereinzelt hatten Schwangere den Eindruck, der Berater rate ihnen von der Chorionzottenbiopsie ab. Offensichtlich schließen sie das daraus, daß die Risiken und die möglichen Konsequenzen ausführlich angesprochen wurden.

Die Thematisierung möglicher Konsequenzen ist ohnehin der Punkt, dessen Behandlung immer wieder vom Berater als schwierig erlebt und von den Eltern sehr unterschiedlich aufgenommen wird. Es zeigt sich bei vielen Eltern die Tendenz, dieses Thema - zumindest zu diesem Zeitpunkt - zu vermeiden. Sie hoffen, nicht in eine solche Entscheidungssituation zu kommen. Sie scheuen eine Vorentscheidung, die den Fortbestand der Schwangerschaft in Frage stellt und die die Beziehungsaufnahme zum erwarteten Kind behindert. Sie können sich die Entscheidung für die Untersuchung leichter zugestehen mit der Begründung, nur Beruhigung zu suchen. Neben dem Aspekt der Beziehungsaufnahme sowie dem, bereits mit einer Vorentscheidung Schuld auf sich zu laden, kann möglicherweise auch magisches Denken mitspielen. Dies sind lediglich erste Überlegungen, aufgrund des gewonnenen Eindrucks; wir sind dieser Problematik nicht näher nachgegangen. Auch wissen wir nichts darüber, was Eltern später ihrem Kind gegenüber empfinden, die sich vor der Untersuchung explizit für einen Abbruch der Schwangerschaft im Falle eines pathologischen Befunds entschieden haben. Doch können Überlegungen dieser Art dazu beitragen, das Vermeidungsverhalten der Eltern zu verstehen. Sensibilität ist bei der Behandlung des Themas möglicher Konsequenzen, das zu einer Beratung vor Pränataldiagnostik gehört, sicher besonders wichtig. Im Rahmen der Fortbildung der Berater wird diese Problematik zu berücksichtigen sein. Erfahrungen mit Beratungen nach Erhebung eines auffälligen Befundes tragen wesentlich zum Umgang mit diesem Teilbereich der Beratung bei.

Auch bei optimaler Information und Beratung verbleibt bei einem auffälligen Befund die schwerwiegende Entscheidung über Fortgang oder Abbruch der Schwangerschaft. Über die längerfristigen Auswirkungen eines Schwangerschaftsabbruchs nach Pränataldiagnostik wissen wir noch sehr wenig. In unserer Studie zeigen sich überwiegend Ansätze zu einer konstruktiven Verarbeitung, vereinzelt jedoch auch erhebliche Schwierigkeiten. Zuweilen entstand der Eindruck, daß die Frauen in ihrem konstruktiven Verarbeitungsprozeß, ihrer Trauer, ihrer Auseinandersetzung mit dem Verlust dieses Kindes und den Umständen, unter denen dies geschah, gestört bzw. verunsichert werden: Dies geschieht z.B. durch den Rat von Frauenärzten, die in einer schnellen weiteren Schwangerschaft die beste Lösung sehen und die dies den Frauen nahelegen, auch wenn diese das selbst nicht so empfinden.

Die Möglichkeit, mit Bezugspersonen über die Entscheidung und das Erleben sprechen zu können, scheint bei der Verarbeitung eine wesentliche Hilfe darzustellen. Dies ist ein Gesichtspunkt, auf den bereits im Gespräch nach der Befunderhebung eingegangen werden kann. Besondere Aufmerksamkeit wird erforderlich, wenn deutlich wird, daß den Eltern der Rückhalt im sozialen Umfeld fehlt, wenn diese Verurteilung fürchten, statt Verständnis und Hilfestellung zu erwarten.

Einige wenige genetische Beratungsstellen zählen auch eine Nachbetreuung nach einem Schwangerschaftsabbruch aufgrund eines auffälligen Befundes zu ihren Aufgaben. In Ulm besteht kein explizites Nachbetreuungsprogramm, doch bieten die Berater an, daß sich die Schwangere bzw. die Eltern jederzeit wieder an sie wenden können. Es kommt kaum vor, daß die Eltern dies von sich aus tun. Gehen Mitarbeiter der Beratungsstelle aktiv auf sie zu, z. B. wenn die Sozialpädagogin vor oder nach dem Abbruch die Schwangere in der Klinik besucht oder auch in Form des Katamnesegesprächs für diese Untersuchung, greifen die Frauen dies gern auf. Doch obwohl solche Gespräche in der Regel als hilfreich empfunden werden, zeigte sich zugleich, daß die Frauen langfristige Hilfestellung bei der Verarbeitung nicht von dieser Seite erwarten. Noch wissen wir nicht genug hierüber; der Austausch der Erfahrungen, die andernorts mit Nachbetreuungsprogrammen oder beim Aufbau von Selbsthilfegruppen gesammelt werden, kann bei der Diskussion des Umgangs mit dieser Problematik weiterhelfen. Noch weniger wissen wir bislang darüber, wie Eltern einen Befund bei Fortsetzung der Schwangerschaft (vor allem bei Geschlechtschromosomenstörungen) verarbeiten. Auch diese Fragestellung bedarf weiterer Aufmerksamkeit.

7 Zusammenfassung

Die Amniozentese und in jüngerer Zeit die Chorionzottenbiopsie als pränatale Untersuchungsmethoden werden zunehmend genutzt. Über die Auswirkungen auf die einzelne Familie und möglicherweise auf die Gesellschaft wissen wir noch recht wenig. Auf der einen Seite gehen wir davon aus, daß diese Untersuchungsmethoden für die einzelne Familie eine Hilfestellung sein können, auf der anderen Seite sehen wir die Gefahr möglicher unerwünschter Folgen. Diese Studie setzt sich daher zunächst ausführlich mit der Kritik an Genetischer Beratung und Pränataldiagnostik auseinander sowie mit konstruktiven Versuchen, einem möglichen Mißbrauch und unerwünschten Folgen entgegenzuwirken. Dabei wurde deutlich, daß die Pränataldiagnostik nicht zur Routine werden darf; eine bewußte Entscheidung der Eltern bzw. der Schwangeren im Wissen um Risiken und mögliche Konsequenzen für oder gegen diese Untersuchungsmethoden wird als erforderlich betrachtet. Eine Beratung, die die individuelle Situation der Schwangeren und ihres Partners berücksichtigt, soll dieses Wissen vermitteln. Zur Zeit finden solche Beratungen überwiegend an genetischen Beratungstellen statt, soweit die personelle Kapazität hierfür ausreicht.

Am Beispiel der Genetischen Beratungsstelle Ulm zeigen wir Inhalte und Ablauf einer Beratung vor Chorionzottenbiopsie auf. Wir beschreiben die Situation von Eltern, die zu einer solchen Beratung kommen und die in der Regel bereits für diese Untersuchung in der Frauenklinik angemeldet sind, sowie deren Sicht zur Beratung und zur Pränataldiagnostik. Diese Beschreibung der Beratung, der Situation, des Erlebens und der Sichtweisen derjenigen, die diese Untersuchungsmethode nutzen, trägt zu einer Veranschaulichung des Problembereiches bei, der bislang überwiegend abstrakt und theoretisch diskutiert wird.

Wir wählten einen die Praxis begleitenden, qualitativen Forschungszugang. Eine kleinere Zahl von Fällen wurde näher betrachtet und hierfür auch katamnestische Daten erhoben. Darüberhinaus konnten - weniger detaillierte - Informationen über eine größere Zahl von Beratungen in unsere Studie einbezogen werden.

Es zeigt sich, daß die Situation der Eltern, die zur Beratung kommen, sehr stark variiert: es handelt sich sowohl um Eltern mit einem spezifischen, fami-

liären Risiko für eine bestimmte Erkrankung oder Behinderung als auch vor
allem um Eltern mit einem Risiko aufgrund ihres Alters; es sind sowohl Eltern, die erst in höherem Alter mit der Reproduktion beginnen, als auch Eltern, die glaubten, ihre Familienplanung bereits abgeschlossen zu haben;
auch sind Schwangere darunter die glaubten, überhaupt nicht schwanger
werden zu können sowie Schwangere die ihr Wunschkind erwarten. Es sind
Eltern, bei denen es um die erste Schwangerschaft geht, und solche, bei
denen es sich um das 3.oder 4. Kind handelt. Dabei ergab sich, daß auch das
3. oder 4. Kind ein (geplantes) Wunschkind sein kann.

Etwa die Hälfte der Schwangerschaften erwiesen sich als geplant. Berücksichtigen wir die Indikation, zeigt sich, daß Eltern mit einem spezifischen
Wiederholungsrisiko die Schwangerschaft sehr viel häufiger geplant haben
als die Eltern mit Altersindikation. Tritt die Schwangerschaft unerwartet ein,
ist der Anteil derjenigen, die negativ darauf reagieren, in beiden Indikationsgruppen etwa gleich hoch; er liegt bei 18-20%.

Das Fehlgeburtenrisiko wird von den Eltern während des Beratungsgesprächs eher selten als Problem angesprochen. Bemerkenswert erscheint dabei, daß auch für Eltern, die eher negativ auf die unerwartet eingetretene
Schwangerschaft reagieren, das Fehlgeburtenrisiko mit Konflikten verbunden sein kann. Als möglicher Grund dafür, daß das Fehlgeburtenrisiko für
die Eltern wichtig ist, kommt neben der Sorge, das gewünschte Kind zu verlieren, u.a. auch die Sicht in Betracht, eine Fehlgeburt dann selbst verschuldet zu haben.

Ob ein möglicher Schwangerschaftsabbruch während des Beratungsgepächs
von den Eltern als Konflikt angesprochen wird, hängt sowohl von den Eltern
als auch vom Berater ab. Daß Eltern dieses Thema nicht ansprechen, heißt
also nicht notwendigerweise, daß sich ein Schwangerschaftsabbruch für sie
konfliktfrei darstellt. Es zeigte sich, daß in weniger als der Hälfte der Fälle
die Eltern diesen Gesichtspunkt im Beratungsgespräch problematisierten.
Auch Eltern, die Schwierigkeiten hatten, sich auf die unerwartet eingetretene
Schwangerschaft einzustellen, sprachen die Konflikthaftigkeit eines Schwangerschaftsabbruchs an. Insgesamt variieren die Sichtweisen der Eltern zum
Schwangerschaftsabbruch beträchtlich: einige wenige denken unabhängig
vom Befund an einen Abbruch der Schwangerschaft, andere halten ihn im
Falle eines pathologischen Befundes für selbstverständlich, andere für ge-

rechtfertigt oder gerade noch vertretbar, während wieder andere auch in einem solchen Fall einen Schwangerschaftsabbruch kaum für vorstellbar halten.

In der Gruppe der Fälle, in denen es zu einem pathologischen Befund kam, befindet sich ein Elternpaar, für das auch nach Erhebung des pathologischen Befundes ein Schwangerschaftsabbruch unvorstellbar blieb. Ansonsten konnten sich lediglich Eltern, bei deren Kind eine Geschlechtschromosomenstörung gefunden wurde, zu einer Fortsetzung der Schwangerschaft entschließen. Doch auch bei einem solchen Befund erschien es nicht allen Eltern möglich, die Schwangerschaft fortzusetzen.

Die Verarbeitung eines pathologischen Befundes und des Schwangerschaftsabbruchs konnten wir an mehreren Beispielen darstellen und die Komplexität und Unterschiedlichkeit in Abhängigkeit von der spezifischen Situation aufzeigen. Die Möglichkeit, mit anderen über dieses Erleben und die eigene Entscheidung sprechen zu können, scheint für die Verarbeitung von besonderer Bedeutung zu sein.

Die Beratung vor Pränataldiagnostik halten die meisten der Eltern für wichtig, und zwar auch solche, die sie zunächst für unnötig gehalten haben. Zum Teil nannten die Schwangeren einzelne Gesichtspunkte, die sie als wichtig erlebten: das Gespräch insgesamt, daß der Partner mit dabei war, "jede Einzelheit", die Informationen zum Fehlgeburtenrisiko, zu hören, daß das Kind nicht verletzt werden kann etc. Auch die Auseinandersetzung mit den möglichen Konsequenzen wird vereinzelt als wichtig hervorgehoben. Auf der anderen Seite steht die seltene Kritik an der Beratung, auf die wir stießen, im Zusammenhang mit diesem Thema. Zwei der Schwangeren betrachteten diesen Bereich als sehr persönlich; daß er in das Beratungsgespräch einbezogen wurde, kam für sie unerwartet.

Die meisten Eltern halten einige Tage Zeit zwischen Beratung und Untersuchung für wünschenswert, einige gar für notwendig. Als Begründungen wurden u.a. genannt: "Bedenkzeit ist wichtig", "Das muß man erst mal verarbeiten; "trotz schwieriger Anreise"; "da kann man noch mal mit seinem Arzt sprechen".

Die Entscheidung für die Chorionzottenbiopsie fiel den meisten Eltern nicht schwer; nur wenige entschieden sich für die Amniozentese oder ganz gegen die Pränataldiagnostik. Der Zeitpunkt der Untersuchung, vor allem im Hinblick auf einen möglichen Schwangerschaftsabbruch, erwies sich dabei als wesentlicher Faktor. Fiel die Entscheidung für die Amniozentese, dann aufgrund des niedrigeren Fehlgeburtenrisikos. Auch bei der Entscheidung gegen beide Methoden spielte das Fehlgeburtenrisiko eine Rolle, zudem jedoch die Überlegung, die Schwangerschaft in jedem Fall fortsetzen zu wollen, sich einen Schwangerschaftsabbruch nicht vorstellen zu können bzw. abzulehnen.

Die Durchführung der Chorionzottenbiopsie wurde überwiegend positiv erlebt; z.T. verspürten die Schwangeren jedoch eine Anspannung und/oder auch Schmerzen. Vereinzelt wurde die Untersuchung als sehr unangenehm geschildert; in 2 Fällen war es in den folgenden beiden Wochen zu einer Fehlgeburt (nach unauffälligem Befund) bzw. zum intrauterinen Fruchttod (beim Befund einer Trisomie 21) gekommen.

Die Beziehungsaufnahme zum erwarteten Kind wurde in über der Hälfte der Fälle durch die Pränataldiagnostik mitbestimmt; von Bedeutung erscheint dabei neben dem Befund, daß die Eltern ihr Kind auf dem Ultraschallbildschirm sehen können sowie die Zeit, die zwischen Beratung und Befund bzw. dem katamnestischen Gespräch liegt. Die Beratung fällt in eine Zeit, die von Gloger-Tippelt (1988) als Phase der Verunsicherung geschildert wird (die ersten 12 Wochen); danach zeichnet sich eine Stabilisierung ab, eine Anpassung an die durch die Schwangerschaft veränderte Situation.

Insgesamt ermöglicht diese Studie aus unserer Sicht einen Einblick in die Situation, das Erleben und die Sichtweisen der Eltern im Zusammenhang mit der Chorionzottenbiopsie. Insbesondere die qualitative Analyse trägt dazu bei, die Variabilität und Komplexität der Situation der Beteiligten zu verdeutlichen und zu veranschaulichen. Damit kann sie bei der weiteren Arbeit in der Beratung vor Pränataldiagnostik sowie für die Beratung bei einem auffälligen pränataldiagnostisch erhobenen Befund hilfreich sein.

176

Literatur

Ahrens S, Krause J, Kunze J (1989) Partizipation of pregnant women, 35 years of age or older, in prenatal diagnosis. Vortrag auf der 1. Tagung der Gesellschaft für Humangenetik. München, 4.-8. April 1989

Auer A (1985) Kindliche Indikation zum Schwangerschaftsabbruch aus ethischer Sicht. In: Reiter J, Theile U (Hrsg) Genetik und Moral. Beiträge zu einer Ethik des Ungeborenen. Mainz, Grünewald S 185-198

Baitsch H (1958) Welche eugenische Maßnahmen haben heute noch Sinn? Heilkunst 6: 213-222

Bauer S (1989) Schwangerschaftsabbruch aus genetischer Indikation. Psychologische Beratung von 23 Frauen. Vortrag auf der Tagung "Psychologische Aspekte genetischer Beratung". 2.-3. Juni 1989 in Freiburg

Beeson D, Golbus MS (1985) Decision making: Wether or not to have prenatal diagnosis and abortion for X-linked conditions. Am J Med Genet 20: 107-114

Blumberg B (1987) The emotional implications of prenatal diagnosis. In: Emery AE, Pullen EM (eds) Psychological aspects of genetic counselling. London: Academic Press, London, pp 201- 217

Brusis E (1987) Amniozentese und Chorionzottenbiopsie. In: Murken J (Hrsg.) Pränatale Diagnostik und Therapie. Enke, Stuttgart, S 52-61

Bundesweiter Zusammenschluß der Krüppel- und Behinderteninitiativen (1986) Abschaffung der humangenetischen Beratungsstellen. Psychologie und Gesellschaftskritik 39/40: 173-175

Bundesweiter Zusammenschluß der Krüppel- und Behinderteninitiativen (1987) Wi(e)der die Pflicht zum gesunden Kind? SOZIALMAGAZIN, Febr: 10

Catenhusen W-M, Neumeister H (1985) Enquete-Kommission des Deutschen Bundestages. Chancen und Risiken der Gentechnologie. Dokumentation des Berichts an den Deutschen Bundestag. München, Schweitzer

Crane J P Beaver HA, Cheung SW (1988) First trimester chorionic villus sampling versus mid-trimester genetic amniocentesis - preliminary results of a controlled prospective trial. Prenatal Diagnosis 8: 355-366

Crawfurd M (1983) Ethical and legal aspects of early prenatal diagnosis. Brit Med Bull 39: 310-314

Deutsche Bischofskonferenz (Hrsg) (1987) Instruktion der Kongregation für die Glaubenslehre über die Achtung vor dem beginnenden menschlichen Leben und die Würde der Fortpflanzung. Antwort auf einige aktuelle Fragen

Donnai P, Charles N, Harris R (1981) Attitudes of patients after "genetic" termination of pregnancy. Brit Med J 282: 621-622

Drotar D, Baskiewicz A, Irvin N, Kennel JH, Klaus MH (1975) The adaption of parents to the birth of an infant with a congenital malformation: a hypothetical modell. Pediatrics 56: 710-717

Eibach U (1985) Konflikte in der humangenetischen Beratung. Diakonie 11: 110-115

Eibach U (1986) Gentechnik - der Griff nach dem Leben. Wuppertal, Brockhaus

Eibach U (1987) Die Partnerschaft von Gott und Mensch. Evangelische Standpunkte. In: Wehowsky S (Hrsg) Lebensbeginn und menschliche Würde. Schweitzer, Frankfurt am Main/München

Empfehlungen des Wissenschaftlichen Beirates der Bundesärztekammer (1987) Pränatale Diagnostik. Dtsch Ärztebl 84: 392-394

Endres M (1987a) Psychologische Aspekte genetischer Beratung in der pränatalen Diagnostik. In: Murken J (Hrsg) Pränatale Diagnostik und Therapie. Enke, Stuttgart S 283-297

Endres M (1987b) Psychologische Auswirkungen von pränataler Diagnostik auf den Schwangerschaftsverlauf. In: Fedor- Freybergh P (Hrsg) Pränatale und perinatale Psychologie und Medizin. Saphir S 538-595

Fehlings F (1989) Psychosoziale Aspekte bei der Entscheidung der schwangeren Frau über das Angebot der Chorionbiopsie als pränataldiagnostische Methode im 1.Trimenon der Schwangerschaft. Med.Diss. Universität Heidelberg

Flatz G, Miller K (1985) Väterlicher Alterseffekt bei Down Syndrom und anderen chromosomalen Trisomien? Dtsch Ärztebl 82/18: 1354-1356

Fuhrmann W (1989) Genetische Beratung aus der Sicht eines Humangenetikers. In: Schroeder-Kurth TM (Hrsg) Medizinische Genetik in der Bundesrepublik Deutschland. Schweitzer, Frankfurt am Main/München S 10-16

Gloger-Tippelt G (1988a) Schwangerschaft und erste Geburt. Kohlhammer, Stuttgart

Gloger-Tippelt G (1988b) Die Entwicklung des Konzepts "eigenes Kind" im Verlauf des Übergangs zur Elternschaft. In: Brähler E, Meyer A (Hrsg), Partnerschaft, Sexualität und Fruchtbarkeit. Springer, Heidelberg S 57-69

Gontard A v. (1986) Psychische Folgen des Schwangerschaftsabbruches aus kindlicher Indikation. Monatsschr. Kinderheilkd 134: 150-157

Groth S (1988) Geprüfte Schwangerschaft. Zur Geschichte der eugenischen Indikation. Clio 29: 23-29

Gründel J (1981) Die sittliche Bewertung der eugenischen Indikation und genetischer Experimente. In: Boland P, Krone HA, Pfeiffer RA (Hrsg) Kindliche Indikation zum Schwangerschaftsabbruch. Bamberger Symposion. (Milupa, Wiss. Information 7/7 S 77-97)

Gründel J (1984) Ethik und Humangenetik. In: Schloot W (Hrsg) Möglichkeiten und Grenzen der Humangenetik. Campus, Frankfurt S 219-247

Holzgreve W, Miny P (1987) Chorionzottendiagnostik. VCH, Weinheim.

Holzgreve W, Miny P (1988) Chorionzotten-Diagnostik bereits im ersten Schwangerschaftstrimenon. Dtsch Ärztebl 85: 430-435

Honecker M (1987) Der Mensch ist mehr als seine Chemie. Anmerkungen aus evangelischer Perspektive. In: Wehowsky S (Hrsg) Lebensbeginn und menschliche Würde. Schweitzer, Frankfurt am Main/München

Hook EB (1981) Rates of chromosome abnormalities at different maternal ages. Obstetr Gyn 58/3: 282-285

Irvin NA, Kennel JH, Klaus MH (1987) Betreuung der Eltern eines Neugeborenen mit angeborener Mißbildung. In: Klaus MH, Kennell JH (Hrsg) Mutter-Kind-Bindung. Deutscher Taschenbuch Verlag, München S 235-291

Kennerknecht I, Barbi G, Hütter W, Terinde R u. Steinbach P, Cytogenetic experience with more than 500 chorionic villi samplings. In: Chorionic villus sampling and early prenatal diagnosis. Proceedings of the 4th international conference, Athens, Greece

Kirchenamt der Evangelischen Kirche in Deutschland (1985) Von der Würde werdenden Lebens. EKD TEXTE 11

Kirchenamt der Evangelischen Kirche in Deutschland (1987) Zur Achtung vor dem Leben. Maßstäbe für Gentechnik und Fortpflanzungsmedizin. EKD TEXTE 20

Klapp J (1984) Die Chorionbiopsie als Mittel zur Chromosomendiagnostik im 1.Trimenon. Geburtsh u Frauenheilk 44: 400-402

Klaus MH, Kennell JH (Hrsg) (1987) Mutter-Kind-Bindung. Deutscher Taschenbuch Verlag, München

Kommission für Öffentlichkeitsarbeit und ethische Fragen der GfH (1989). Medizinische Genetik 1: 51

Langer M, Ringler M, Mazanek P (1987) Zur Betreuung von Paaren nach pränataler Diagnose fetaler Mißbildungen. Geburtsh u Frauenheilk 47: 186-189

Lehmann K (1987) Die Würde der Weitergabe menschlichen Lebens wahren. In: Wehowsky S (Hrsg) Lebensbeginn und menschliche Würde. Schweitzer, Frankfurt am Main/München

Leuzinger M, Rambert B (1987) "Ich spür es - mein Kind ist gesund". In: Roth C Genzeit. Limmat, Zürich S 69-92

Lippman-Hand A, Fraser FC (1979a) Genetic counseling: Provision and reception of information. Am J Med Genet 3: 113-127

Lippman-Hand A, Fraser FC (1979b) Genetic counseling- The postcounseling period: I. Parents' perception of uncertainty. Am J Med Genet 4: 51-71

Lippman-Hand A, Fraser FC (1979c) Genetic counseling - The postcounseling period: II. Making reproductive choices. Am J Med Genet 4: 73-87

Lippman A, Perry TB, Mandel S, Cartier L (1985) Chorionic villi sampling: women's attitudes. Am J Med Gen 22: 395-401

McGovern MM, Goldberg JD, Desnick RJ (1986) Acceptability of chorionic villi sampling for prenatal diagnosis, Am J Obstet Gynecol 155: 25-29

Modell B (1985) Chorionic villus sampling. Evaluating safety and efficacy. The Lancet March 30: 737-740

Nielsen J, Blin J, Bühren A (1988) Ullrich-Turner-Syndrom. Eine Informationsschrift. Neunkirchner Druckerei und Verlag

Nippert I (1988) Die Geburt eines behinderten Kindes. Enke, Stuttgart

OLG Düsseldorf (1989), Urt. v. 28.7.1988 - 8 U 34/87. Medizinische Genetik, 1 :53

Petersen P (1986) Schwangerschaftsabbruch - Unser Bewußtsein vom Tod im Leben. Stuttgart, Urachhhaus

Prybylski S (1988) Psychological aspects of prenatal diagnosis on CVS. Paper presented on the First European meeting on psychological aspects of genetic counselling, 9-11-november 1988, Groningen, NL

Reif M, Baitsch H (1986) Genetische Beratung - Hilfestellung für eine selbstverantwortliche Entscheidung? Springer, Heidelberg

Reif M, Speit D, Wolf M (1987) Genetische Beratung. Können wir darauf verzichten? Dtsch Ärztebl 84/19: 822-823

Reif M (1989) Genetische Beratung im Wandel von Wertvorstellungen. MMG 14

Ringler M (1987) Das subjektive Erleben der Frau bei der Diagnose einer Schwangerschaftskomplikation. Vortrag anläßlich der 5.Arbeitstagung der Österreichischen Gesellschaft für Psychosomatik in der Gynäkologie und Geburtshilfe, 30.Okt.- 1.Nov. 1987, Ottenstein

Ringler M, Langer M (1988) Pränatale Mißbildungsdiagnostik - psychologische und ethische Konsequenzen für die Betreuung. Vortrag am 7. Kongreß für Psychologie in der Medizin, 18.- 21.Mai 1988, Göttingen

Roth, C. (1987) Hundert Jahre Eugenik: Gebärmütter im Fadenkreuz. In: Roth C (Hrsg.) Genzeit. Limmat, Zürich S 93-118

Rothman BK (1985a) Tentative pregnancy. Pengouin

Rothman BK (1985b) The products of conception: of reproductive choices. J. med. Ethics. 11: 188-192.

Schroeder-Kurth TM (1982) Schwangerschaftsabbruch - Ethische Probleme bei der genetischen Beratung. Geistige Behinderung 4: 224-236

Schroeder-Kurth TM (1985) Kann ich wirklich selbst entscheiden? Pränatale Diagnostik zwischen Angebot und Verantwortung. In: Wehowsky, S., (Hrsg), Schöpfer Mensch? Mohn, Gütersloh, S 122-140.

Schroeder-Kurth TM (1988a) Ethische Probleme in der humangenetischen Beratung. In: Schroeder-Kurth T, Koch K,Meyers-Herwartz C, Ritschl D, das Leben achten. Maßstäbe für Gentechnik und Fortpflanzungsmedizin. Mohn, Gütersloh

Schroeder-Kurth TM (1988b) Vorgeburtliche Diagnostik. In: Schroeder-Kurth TM, Wehowsky S (Hrsg) Das manipulierte Schicksal. Frankfurt/M, Schweitzer S 29-45

Schroeder-Kurth TM (1989) Humangenetische Beratung und Diagnostik in der Bundesrepublik. In: Schroeder-Kurth TM (Hrsg) Medizinische Genetik in der Bundesrepublik Deutschland. Schweitzer, Frankfurt am Main/ München S 19-47

Schroeder-Kurth TM, Hübner J (1989) Ethics and medical genetics in the Federal Republic of Germany. In: Wertz D, Fletcher JC (eds) Ethics and Human Genetics. A cross-cultural survey in 17 nations. Springer, Berlin, Heidelberg, New York

Schindele E (1985) Der Mensch nach Maß. SOZIALMAGAZIN Nov:12-19

Schindele E (1987) Der Wunsch nach perfekten Kindern. TAZ 29.1.1987, S 10

Scholz C, Endres M, Zach K, Murken J (1989) Psychosoziale Aspekte der Entscheidung zur Inanspruchnahme pränataler Diagnostik - Ergebnisse einer empirischen Untersuchung. Öff Gesundh Wes 51: 278-284

Sierck U, Radtke K 1984) Die Wohltäter-Mafia. Vom Erbgesundheitsgericht zur humangenetischen Beratung. Hamburg, Selbstverlag Udo Sierck

Sonnenfeld AR (1987) Gentechnologie und Bio-Ethik - Zur Position der katholischen Kirche. Dtsch Ärztebl 84: 1248-1250

Stephan C (1988) Kiwu oder das Drama des perfekten Kindes. In: Schroeder-Kurth TM, Wehowsky S (Hrsg) Das manipulierte Schicksal. Frankfurt am Main, Schweitzer S 117-142

Sjögren B, Uddenberg N (1988) Decision making during the prenatal diagnostic procedure. A questionaire and interview study of 211 women participating in prenatal diagnosis. Prenatal diagnosis. 8: 263-273

Sorenson JR, Swazey JP, Scotch NA, Kavanagh CM, Matthews DB (1981) Reproductive pasts, reproductive futures. Genetic counseling and its effectiveness. Birth Defects 17/4

Stackelberg HH v. (1980) Probleme der Erfolgskontrolle präventivmedizinischer Programme, dargestellt am Beispiel einer Effektivitäts- und Effizienzanalyse genetischer Beratung. Wirtschaftswiss. Diss. Universität Marburg.

Verp MS, Bombard AT, Simpson JL, Elias S (1988) Parental decision following prenatal diagnosis of fetal chromosome abnormality. Am J Med Genet 29: 613-622

Vogel F (1989) Genetische Beratung und pränatale Diagnostik: ethische Aspekte. In: Vogel F , Humangenetik in der Welt von heute: 12 Salzburger Vorlesungen. Springer,Berlin S 98-114

Vogel W (1986) Trisomierisiko: Welche Bedeutung hat das Alter des Vaters? Gynäkol Prax 10: 3-4

Weingart P, Kroll J, Bayertz K. (1988) Rasse, Blut und Gene. Suhrkamp, Frankfurt

Wendt GG, (Hrsg.) (1970) Genetik und Gesellschaft. Marburger Forum Phillipinum. Wissenschaftliche Verlagsgesellschaft, Stuttgart

Wertz DC, Fletcher JC (1988) Attitudes of genetic counselors: a multinational survey, Am J Hum Genet 42: 592-600

Wertz DC, Sorenson JR (1986) Client reactions to genetic counseling: self reports of influence, Clin Genet 30: 494-502

Wertz DC, Fletcher JC (Eds) (1989) Ethics and Human Genetics. A cross-cultural survey in 17 nations. Springer, Berlin, Heidelberg, New York

Winnacker E.-L. (1989) Genkarten des Menschen im Widerstreit. FAZ, 8.2.1989

Wolff G (1989) Die ethischen Konflikte durch die humangenetische Diagnostik. Medizinische Genetik 1: 33-38

Wolff G, Endres M (1989) 1. Tagung "Psychologische Aspekte genetischer Beratung" am 2./3. Juni 1989. Medizinische Genetik 1: 66-67

Wolstenholme G.(Ed.) (1963) Man and his future. Ciba Foundation Volume, 1963. Deutsch: Das umstrittene Experiment: Der Mensch. Desch, München 1966

Wuermeling H-B (1984) Handlungspflicht zur pränatalen Diagnostik? MMW 126: 127-136

Wüstenberg W (1985) Frauen gegen Gen- und Reproduktionstechnologie. FFZ 25: 23-25

Zimmermann B. (1986) Alte und neue Eugenik. In: Die Grünen im Bundestag, AK Frauenpolitik u Sozialwissenschaftliche Forschung und Praxis für Frauen e.V., Köln: Frauen gegen Gentechnik und Reproduktionstechnik. Dokumentation zum Kongreß vom 19.- 21.4.1985 in Bonn. Köln, Kölner Volksblatt Verlag S 166-168

Sachverzeichnis